Rim Mecheri
Khedidja Madi
Maroua Souha

Suplementos alimentares

Rim Mecheri
Khedidja Madi
Maroua Souha

Suplementos alimentares

Entre a realidade científica e a cobertura mediática

ScienciaScripts

Imprint

Any brand names and product names mentioned in this book are subject to trademark, brand or patent protection and are trademarks or registered trademarks of their respective holders. The use of brand names, product names, common names, trade names, product descriptions etc. even without a particular marking in this work is in no way to be construed to mean that such names may be regarded as unrestricted in respect of trademark and brand protection legislation and could thus be used by anyone.

Cover image: www.ingimage.com

This book is a translation from the original published under ISBN 978-620-3-44949-5.

Publisher:
Sciencia Scripts
is a trademark of
Dodo Books Indian Ocean Ltd. and OmniScriptum S.R.L publishing group

120 High Road, East Finchley, London, N2 9ED, United Kingdom
Str. Armeneasca 28/1, office 1, Chisinau MD-2012, Republic of Moldova, Europe
Printed at: see last page
ISBN: 978-620-5-77659-9

<u>**Lista de professores do ano académico no Departamento de Farmácia**</u>

❖ Professores de <u>hospitais universitários.</u>

Nome	Primeiro nome	Especialidade
OUELAA	HANIFA	Hemobiologia
DEKHIL	MAZOUZ	Microbiologia
CHAFFAI	NACERA	Farmácia galénica
HADEF	YOUCEF	Química Analítica
MANSOURI	ROUKAYA	Parasitologia
BROUK	HACENE	Hemobiologia
DJAFER	RACHID	Toxicologia
MERICHE GADIRI	SABIHA	Imunologia
BOUGHENDJIOUA AMOURA	NADIA	Farmacognosia
NEDJAI	SABRINA	Microbiologia
NEGHRA	ABDELHAK	Química Terapêutica
LAREDJ	HACENE	Botânica médica
DERRADJI	LEILA	Farmacognosia
BOUZAABATA	AMEL	Farmacognosia
AMIRI	SABRINA	Microbiologia
MERAH	ABDELALI	Química Inorgânica
DJAHMI	NASSIMA	Microbiologia

❖Lecturers <u>**Classe A.**</u>

Nome	Primeiro nome	Especialidade
MERICHE	HACENE	Imunologia
OUNAISSIA	KARIMA	Botânica médica
RETIMA	ABDELHAK	Hemobiologia
DJEBBAR	MOHAMED	Farmácia Galénica
MECHERI	RYM	Botânica médica
SOUDANI	WAFA	Química Terapêutica
BELLEILI	MEHDI	Química Analítica

❖**Lecturers Classe B.**

Nome	Primeiro nome	Especialidade
AIT KAKI	SAMIRA	Química Terapêutica

BOULKADID	MED EL HADI	Hemobiologia
LAYACHI	FAYCEL	Química Terapêutica
GOURI	ADEL	Bioquímica

❖MAITRESASSISTANTS

Nome	Primeiro nome	Especialidade
ABDESSEMED	ABDELHAKIM	Farmácia Galénica
BOUTEFNOUCHET	FERIEL	
BELLIR	NABILA	
HALIMI	SAMIRA	
BENCEDIRA	SARA HADJER	
HALIMA SALEM	ABDELAZIZ	Hidro-Bromatologia
SEMOUD	ANISSA	
BRAHIMI	AICHA	
ZAAFOUR	ABDELALI	
MEGUEDDEM	MERIAM	Toxicologia
MESSAOUDENE	AICHA BAYA	
ALLAOUA	AMINA	
KERKOUB	FAZIA	
CHAABNA	MANEL	Farmacologia
AISSA	LINA	
CHERAIT	AHLEM	
MAKHLOUF	AKRAM	
GHARBI	MOUFIDA	
DOUAOUI	ABDELKADER	
BOULEDROUA	SAMIA	Química Inorgânica
HOUAMRIA	HAMZA	
MEKAHLIA	LEILA	
SAADNI	FARIDA	Parasitologia
KRALLAF	ANISSA	
TOUTA	SARA	
ADJAILIA	IMENE	Farmacognosia
SAIDI	OUIDADO	
SAHRAOUI	WAFA	
BENKAZA	FERIEL	Química Analítica
GOUASMI	ZOHOUR	

HARZELLAH	LEILA	
LABOUIZ	AMINA	
FENGHOUR	ASMA	
BOUKACHABIA	RAZIKA	Botânica médica
AMIRECHE	AMIRA	Hemobiologia
BABAY	IMANE	
KESSIRA	AMEL	
OTMANE	ADNENE	Microbiologia
ADJABI	AMEL	
BENALI	AMINA	
BOUARICHA	AMEL	
BENTORKI	AHMED AYMEN	
DJEDDI	MANEL	Bioquímica
LASKRI	RIMA	
CHINA	SARAH	
OUADI	IBTISSEM	
ALLIOUCH - KERBOUA	AMINA	Imunologia
MENDJEL	OUISSEM	

❖ **PROFESSORES UNIVERSITÁRIOS**
❖ **PROFESSORES :**

Nome	Primeiro nome	Especialidade
DJAHOUDI	ABDELGHANI	Microbiologia
BENNADJA	SALIMA	Biologia Vegetal

❖ Lecturers **Classe A.**

Nome	Primeiro nome	Especialidade
REZAGUI	MESSAOUDA	Toxicologia

❖ Palestrantes **Classe B.**

SOUICI	MOHAMED LOTFI	Química Geral
MENSAGEIRA	LEILA	Parasitologia
TALBI	AMER	Farmacologia
BOUDRAA	AMINA	Biologia Celular

| ABDESSEMED | LYNDA | Bioquímica metabólica |
| BELHOUCHET | NAWEL | Biologia Celular |

Assistentes de Palestrantes.

Nome	Primeiro nome	Especialidade
BENDJEDDOU	FOUZIA	Genética
HAMAMDA	MERIEM	Biomatemática

O Departamento de Farmácia

AGRADECIMENTOS

Após a conclusão deste trabalho, agradecemos ao bom Deus "ALLAH" que nos deu a coragem, a paciência, a vontade e a força para enfrentar todas as dificuldades e obstáculos, que se levantaram no nosso caminho durante todos os nossos anos de estudo.

Este memorando não poderia ter sido produzido sem a contribuição de muitas pessoas a quem gostaríamos de agradecer com estas poucas linhas:

*Gostaríamos de começar por agradecer à nossa mentora **Pr MECHERIRIM**; pela assistência que nos prestou ao longo deste trabalho. Obrigado pela sua leitura atenta e conselhos durante a redacção deste manuscrito do qual é relator.*

*Ao nosso presidente de júri **Pr. MERAH ABDELALI**, agradecemos-lhe humildemente por ter aceite julgá-lo. Por favor, encontre aqui, o testemunho da nossa admiração e respeito.*

*Os nossos agradecimentos vão também para os membros do júri, **Dr. BOUKACHABIA RAZIKA e Dr. GOUASMIZOHOUR,** por terem aceite fazer parte do júri a fim de o examinarem e enriquecerem com os vossos conhecimentos e propostas.*

*Agradecemos também ao **Dr. OTMANE AICHA** pelo seu caloroso acolhimento e ajuda neste trabalho.*

Agradecemos também a todos os participantes que responderam ao questionário, sem as suas respostas este estudo nunca poderia ver a luz do dia.

Finalmente, não podemos terminar estas palavras de agradecimento sem pensar em todos os nossos professores que são a fonte dos nossos conhecimentos.

Dedicação

*Antes de mais, gostaríamos de agradecer a **ALLAH** o Todo-Poderoso, o Misericordioso, que nos deu coragem, força e paciência para completar este trabalho.*

É com profundo sentimento de respeito e amor que dedico este trabalho:
*Aos meus queridos pais **AMMAR** e **KEFALI SAIDA**, que eu amo muito, pela sua presença e por todos os seus sacrifícios, pela sua dedicação mas sobretudo pela sua confiança em mim, pelo seu apoio e pelas suas orações ao longo dos meus estudos.*

*Às minhas irmãs **Asma, Aicha, Oumaima e Soula**, que me são muito queridas.*
A toda a minha família pelo seu encorajamento.

A toda a família Madi.

*Aos meus melhores colegas: **Khaoula, Moufida, Wissem, Meriem, Yousra, Siham, Nesrine** e à minha querida amiga e parceira **Maroua** que partilhou o seu trabalho comigo.*

A todos aqueles que amo e àqueles que me têm ajudado. A todos aqueles que me são queridos e cujos nomes não mencionei.

A todos os nossos professores e colegas da turma da Farmácia 2016

Khedidja

Dedico esta tese modesta a :

*Aos meus queridos pais a minha mãe **FELLA DEZAYER** e o meu pai **BOUSSADIA** Pelo vosso amor, paciência e generosidade; por todos os esforços que fizestes em meu nome. As vossas orações e bênçãos têm sido uma grande ajuda para mim nos meus estudos. Espero ter sido digno do vosso afecto e confiança. Dedico-vos este trabalho como sinal da minha grande gratidão e amor eterno. Que Deus vos dê longa vida e boa saúde. Como sinal do meu grande amor e terno afecto; estejam certos da minha profunda gratidão e sincero apreço pelo apoio moral e material que generosamente me haveis oferecido.*

*Aos meus queridos irmãos **LAHCEN** e **AYOUB** Porque o vosso amor, ternura e generosidade sempre me deram um grande apoio moral... Suportastes os meus caprichos e mudanças de humor com paciência e indulgência. Por favor, encontrem nela uma expressão do meu grande amor e profundo afecto.*

*À minha querida tia khala **LYNDA Tens** estado sempre presente para bons conselhos. O vosso afecto e apoio têm sido de grande ajuda para mim ao longo da minha vida. Expresso-vos através deste trabalho os meus sentimentos de fraternidade e amor.*

Aos meus caros amigos Como sinal do meu profundo apreço pela vossa dedicação e afecto, que este trabalho seja uma expressão da minha profunda admiração. A todos aqueles que são queridos A todos aqueles que amo ou que me amam, nada mais tenho a fazer senão apresentar-vos esta obra. Senhor, estamos em dívida para contigo por tudo, e nunca o poderemos fazer o suficiente.

Maroua

Índice

Introdução geral

Ao longo dos últimos dez anos, uma nova tendência tomou conta das famílias dos países industrializados: os suplementos alimentares. Novo eldorado para uns, solução milagrosa ou estilo de vida para outros; estes suplementos alimentares são um grande sucesso. Homens e mulheres de todas as idades são seguidores. (1)

O nascimento deste novo mercado baseia-se no princípio de que a actual forma de comer não cobre os nutrientes essenciais, a sua utilização para fins de bem-estar desenvolveu-se enormemente com a vida moderna, melhorando a saúde, durante o desporto, em cosmetologia, alterações hormonais, stress e fadiga... (1)

"Eu sou o que como", esta ideia evoluiu muito desde o nascimento da humanidade. Para responder a esta exigência, a AC desenvolveu-se com verdadeiro rigor científico ou invenção de marketing. Os suplementos alimentares tornaram-se mais complexos através da utilização de plantas e substâncias com fins nutricionais ou fisiológicos (plantas, nutrientes, outras substâncias, etc.). Os consumidores estão cada vez mais preocupados com a sua saúde e olham para estes produtos como uma forma de compensar supostas ou comprovadas deficiências. (2)

Um suplemento alimentar passa por várias fases antes de ser potencialmente comercializado. Para criar um suplemento alimentar, os fabricantes começam com uma lista de ingredientes específicos que lhes permite criar uma forma de apresentação farmacêutica exibida na embalagem e qualificada por uma alegação. (3)

A venda de suplementos alimentares está sujeita a regulamentos especiais para proteger o consumidor, tanto a nível nacional como internacional. A farmácia é o principal canal de venda. (3)

A informação ao consumidor é fornecida através de publicidade, radiodifusão, redes sociais e alegações de saúde sujeitas a requisitos éticos de clareza, veracidade e justiça. (4)

O objectivo do nosso trabalho é avaliar o papel ou influência dos meios de comunicação social no consumo de suplementos alimentares.

Para atingir este objectivo, realizámos um inquérito etnobotânico descritivo utilizando um questionário auto-administrado entre a população da comuna de Annaba.

Capítulo 1
Síntese Bibliográfica

História

Há vários anos que o mercado de suplementos alimentares tem vindo a crescer, particularmente na Argélia. Tem havido um aumento das vendas de AC, que são agora mais caras do que no passado. Este fenómeno pode ser explicado por várias razões: o consumo de alimentos cada vez mais refinados em detrimento de produtos "tradicionais", que afectam negativamente certas características alimentares, tais como carga glicémica, relação sódio/potássio, teor de fibras, relação ómega 6/ómega 3, etc. A falta de actividade física, que contribuiu para o aparecimento de muitas doenças crónicas (obesidade, diabetes, tensão arterial elevada, colesterol elevado, doenças coronárias, etc.); a tendência para o bem-estar físico. (3)

Assim, desde os anos 80, a atenção ao equilíbrio das refeições tornou-se um factor significativo na escolha dos alimentos. O comportamento é influenciado pelas recomendações de saúde e nutrição dos médicos, cada vez mais transmitidas pelos meios de comunicação social. A utilização de CAs para fins de bem-estar desenvolveu-se consideravelmente com a vida moderna: desequilíbrio hormonal, stress e fadiga estão na origem do mercado do bem-estar (3).

O mercado de ACs desenvolveu-se, portanto, fortemente e é agora objecto de grandes questões industriais e comerciais. Antes da introdução de regulamentos específicos, as CA estavam sujeitas às regras que regem os géneros alimentícios, que variavam de um país para outro. Por esta razão, foram observados muitos abusos entre os fabricantes.

A consciência da necessidade de regular o sector AC levou as autoridades competentes a tomar medidas para harmonizar as regras, a fim de melhorar a segurança dos consumidores. (5)

1. Definições

De acordo com o Programa Conjunto FAO/OMS sobre Normas Alimentares:

As vitaminas e suplementos minerais derivam o seu valor nutricional principalmente dos minerais e/ou vitaminas que contêm. As vitaminas e suplementos minerais são fontes concentradas destes nutrientes, isoladamente ou em combinação, comercializados como cápsulas, comprimidos, pós, soluções, etc., que se destinam a ser ingeridos em pequenas quantidades unitárias medidas1 , mas não sob a forma dos produtos alimentares habituais, e cujo objectivo é suplementar a carência de vitaminas e/ou minerais na dieta habitual. (6)

Um **Nível** Superior de Ingestão Tolerável (UL) é definido como a ingestão diária contínua mais elevada que é improvável que represente um risco de efeitos adversos para a saúde da maioria dos membros de um dado grupo, e é definido de acordo com a fase da vida e o sexo (7).

- **AMT** nunca deve ser considerada como um consumo recomendado.

- O risco de efeitos adversos aumenta à medida que a ingestão de **AMT aumenta**.

Embora a compra de suplementos alimentares não exija uma receita médica, não são produtos inofensivos. Podem conter substâncias altamente activas e mesmo proibidas, e como resultado, podem ocorrer efeitos adversos significativos. (7)

As ACs são diferentes dos medicamentos. Não estão sujeitos às regras de autorização de comercialização (AIM) para estes últimos e, por conseguinte, não podem pretender prevenir, aliviar, tratar ou curar doenças. O seu fabrico é controlado, mas não a sua eficácia ou toxicidade. (8)

Algumas substâncias contidas nas CA estão também presentes nos medicamentos, tais como vitaminas, minerais, aminoácidos ou ervas aromáticas. Estes medicamentos contêm doses mais elevadas e são os únicos que podem reivindicar um efeito terapêutico. No entanto, persiste uma certa imprecisão e acontece que as CA são mais fortemente doseadas do que os medicamentos correspondentes. (8)

Ao contrário de muitos medicamentos, a AC nunca é reembolsada pelo sistema de seguro de saúde. Muito raramente são reembolsados pelo seguro complementar de saúde (mutuelles). (8)

2. Reclamações

Uma alegação é qualquer mensagem ou representação, não exigida pela legislação comunitária ou nacional, incluindo uma representação sob a forma de imagens, gráficos ou símbolos, sob qualquer forma, que declare, sugira ou implique que um alimento tem características particulares. (9)

O Regulamento CE 2006 distingue três tipos de reivindicações:

2.1. Alegações nutricionais

Qualquer alegação que declare, sugira ou implique que um alimento tem propriedades nutricionais benéficas particulares em virtude da energia (valor calórico) que fornece, em menor ou maior grau, ou não fornece, e/ou os nutrientes ou outras substâncias que contém, em menor ou maior grau, ou não contém.

Exemplos de alegações nutricionais "**Fonte de ácidos** gordos **ómega-3**" :

Uma alegação de que um alimento é uma fonte de ácidos gordos **ómega 3**, e qualquer alegação susceptível de ter o mesmo significado para o consumidor, só pode ser feita quando o produto contenha pelo menos 0,3 g de ácido alfa-linolénico por 100 g e 100 kcal, ou pelo menos 40 mg de ácido eicosapentaenóico e ácido docosahexaenóico combinados por 100 g e 100 kcal.

Outro exemplo é "baixo em sódio ou sal", que só pode ser indicado se o produto não contiver mais de 0,12 g de sódio por 100 g ou 100 ml. Os produtos dietéticos podem conter alegações nutricionais enquanto que as CA não contêm (11).

2.2 Alegações de saúde

Uma alegação de saúde é qualquer alegação que declara, sugere ou implica uma relação entre uma categoria de alimentos, um alimento ou um dos seus constituintes e a saúde. (10)

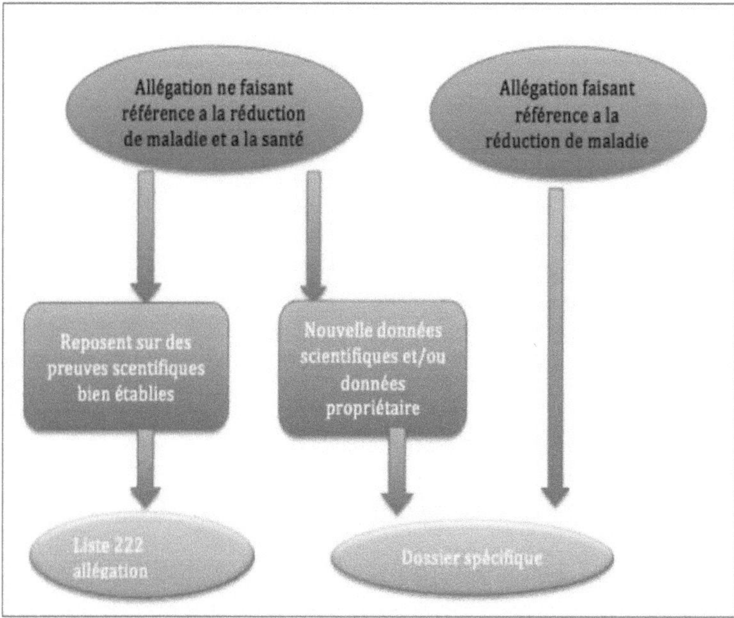

Figurai: Alegações e procedimentos de saúde. (12)

2.3 Redução da alegação de risco de doença

Uma alegação de saúde é definida como qualquer alegação que afirma, sugere ou implica que o consumo de uma categoria alimentar, um alimento ou um dos seus constituintes reduz significativamente um factor de risco para o desenvolvimento de uma doença humana. (10)

Condições gerais para a utilização de alegações nutricionais e de saúde

A presença, ausência ou conteúdo reduzido num alimento ou categoria de alimentos de um nutriente ou outra substância para a qual a alegação é feita demonstrou ter um efeito nutricional ou fisiológico benéfico

O nutriente ou outra substância para a qual a alegação é feita :

- Encontrado no produto acabado em quantidades significativas,

- Está ausente, ou presente em quantidades menores, de modo a produzir o efeito nutricional ou fisiológico alegado,

- Quando aplicável, o nutriente ou outra substância para a qual a alegação é feita está numa forma que permite ao organismo utilizá-la;

  - A quantidade de produto razoavelmente prevista para ser consumida fornece uma quantidade significativa do nutriente.

  - As alegações nutricionais e de saúde são opcionais: um fabricante é livre de escolher fazer uma tal alegação. No entanto, uma vez feita a escolha, deve cumprir as restrições regulamentares e é responsável pelo que diz (10).

Além disso, o Regulamento 1924/2006 proíbe todas as reivindicações:

- Ser impreciso, ambíguo ou enganador ;

- Referindo-se ao ritmo e extensão da perda de peso;

- Referindo-se a recomendações de profissionais de saúde.

- Relativamente a bebidas que contenham mais de 1,2% de álcool em volume.

- Levantando dúvidas sobre a segurança ou a adequação nutricional de outros alimentos.

- Encorajar ou aceitar o consumo excessivo de uma mercadoria.

- Mencionando alterações nas funções corporais que são susceptíveis de causar
medo no consumidor ou de explorar tais medos. (10)

3. Os componentes dos suplementos alimentares

Os componentes dos CA não são os mesmos, mesmo que sejam o mesmo
suplemento, mas fabricados por indústrias diferentes. Por conseguinte, é
importante conhecer os requisitos a fim de optimizar os efeitos. (13)

Estes CA podem, portanto, incluir muitos produtos:

- Vitaminas e minerais: tais como a vitamina C ou o cálcio;

- Plantas e preparações vegetais: tais como funcho, excluindo plantas cuja
  utilização é estritamente medicinal; entre as plantas mais utilizadas no mercado
  de suplementos alimentares: ginseng, guaraná, gengibre, valeriana, verbena (14)

- Proteínas, ácidos gordos, ou antioxidantes tais como oligoelementos (por
  exemplo, selénio). (15)

- Ingredientes de origem animal: geleia real, própolis, óleos de peixe, etc.

- Fermentos e leveduras: probióticos, fermento cervejeiro, etc.

- Frutas e legumes: mirtilo, alcachofra, rabanete preto, etc. (16)

4. Formas de suplementos alimentares
4.1 Tablet

Esta forma de CA é muito interessante porque alguns comprimidos têm
especificidades adaptadas à forma como as substâncias activas estão dispersas.
Existem muitas opções para este tipo de CA, incluindo engolir, dissolver em
água, derreter na boca ou mastigar. (17)

4.2 Ampola ou gota bebível (garrafa doseadora)

É um recipiente de vidro que contém a substância activa como uma solução líquida concentrada. A solução oral pode ser tomada pura ou diluída em água ou sumo de fruta. A forma de gota, apresentada num frasco doseador, torna possível adaptar a dose administrada à idade ou ao peso (17).

4.3 Cápsulas

As CA em forma de cápsula são sem dúvida as mais comuns. Fáceis de tomar todos os dias com um copo de água, podem conter ervas, vitaminas ou ácido hialurónico para a pele (18).

Este tipo de CA é administrado por via oral e permite uma renovação diária do tratamento. Pode ser tomado sob a forma de cápsulas para a pele, para o bronzeamento, contra a queda de cabelo ou para unhas mais brilhantes e fortes. Graças a uma série de nutrientes e princípios activos, estes suplementos de beleza são

os mais utilizados hoje em dia, particularmente devido à sua conveniência em serem tomados como medicamentos. (18)

4.4 Xarope

É uma forma líquida espessa, mesmo viscosa, à base de frutose glicose, glicerina vegetal, etc. É frequentemente fornecida com uma colher de medida ou uma pipeta graduada para adaptar a dose administrada precisamente à idade ou ao peso (17)

4.5 Creme

Destinado a ser aplicado na pele, cabelo ou unhas, o CA sob a forma de creme permite um efeito mais rápido, mesmo imediato. O creme é facilmente absorvido, tem propriedades hidratantes e ajuda a regenerar as células do corpo. O CA pode ser encontrado sob a forma de cremes para tornar as unhas mais brilhantes, os cabelos mais fortes e a pele mais flexível. É a forma ideal de AC para combater as rugas com massagens, tonificar a pele, suavizar o rosto, hidratar a epiderme e fortalecer as células da pele do rosto e do corpo (18).

4.6 Pó

Estes pós podem ser tomados diluídos em água, incorporados nas suas refeições ou misturados com o seu hidratante. A vantagem dos pós quando se trata de tomar AC é que são adequados para todos os estilos de vida e podem ser tomados tanto oralmente como através da pele. Pode ser utilizado para melhorar a sua tez, para apagar linhas e rugas faciais, para perder peso, para parar a queda de cabelo ou para fortalecer as suas unhas com AC. O ácido hialurónico em pó, por exemplo, irá melhorar a sua tez quando misturado com o seu hidratante. Um gesto simples, mas que fará toda a diferença. (18)

5. Mecanismo de acção dos suplementos alimentares

As correntes alternadas não são um substituto do poder. Por conseguinte, não é aconselhável tomar apenas ACs sem uma alimentação adequada. Isto pode levar a um desequilíbrio nutricional. É fortemente aconselhado consultar um médico antes de decidir tomar as CA. (19)

- **Compensam quaisquer deficiências** ou **riscos de deficiências** no organismo. Respondem às necessidades específicas de certas populações (mulheres grávidas, idosas, mulheres na menopausa, desportistas). (20)

- Eliminar ou aliviar os desconfortos diários:

Numerosos desconfortos podem aparecer ao longo da vida ou durante certos períodos, mesmo em pessoas saudáveis: dificuldade em dormir, desconforto articular, digestão difícil, stress, aumento do mau colesterol, deficiências em vitaminas e minerais essenciais, etc. Em todas estas situações, as CA podem dar uma resposta eficaz e natural a estes inconvenientes quotidianos. **(20)**

- Prevenir e manter uma boa saúde: as CA actuam para reduzir os factores de risco de doença, mantendo o equilíbrio fisiológico **(20)**

6. Indicações para suplementos alimentares

- Há um grande número de indicações para o consumo de ar condicionado. Na ausência de patologia, uma dieta saudável e diversificada deve fornecer ao organismo todos os nutrientes necessários ao seu bom funcionamento, o que não torna necessária a ingestão de CA. No entanto, uma dieta desequilibrada, demasiado restritiva ou que exclua toda uma categoria de alimentos (21)

- Bebés e crianças precisam de vitamina D, que idealmente deveria ser fornecida pela dieta, mas será muitas vezes tomada sob a forma de AC devido à sua baixa disponibilidade na dieta diária. (21)

- Da mesma forma, as mulheres têm uma necessidade de ferro 77% mais elevada do que os homens, começando na puberdade (devido a perdas durante a menstruação ou parto), e uma necessidade de cálcio durante a menopausa (para evitar a osteoporose, uma consequência de alterações hormonais). Os alimentos conterão quantidades variáveis de vitamina D, ferro e cálcio (22).

- As ACs recomendadas podem variar em função das deficiências na dieta de uma pessoa. Os suplementos são por vezes adicionados à dieta de uma pessoa devido a certas actividades em que esta participa (22).

6.1 Suplementos alimentares e osteoartrose:

Foram propostas numerosas substâncias para aliviar a dor associada ao reumatismo.

Sulfato de condroitina:

Tal como a glucosamina, o sulfato de condroitina é um componente essencial da cartilagem, assegurando a sua estrutura e elasticidade. Como medicamento, está disponível sob a forma de cápsulas ou grânulos, sem receita médica. Estudos clínicos indicam que ajuda a retardar a progressão da osteoartrose. No entanto, desde 2012, as autoridades sanitárias europeias proibiram as AC que contêm condroitina de reivindicar apoio à mobilidade articular, de ajudar a manter os joelhos e outras articulações maleáveis e flexíveis, ou de ser um componente importante do metabolismo articular ou uma boa saúde articular. Tais alegações de saúde são agora proibidas. (8)

SAM-E (S-ADENOSIL-L-METHIONINE):

Esta substância, naturalmente produzida pelo organismo, é essencial para o bom funcionamento do sistema nervoso e do fígado. Tem sido amplamente estudada e demonstrou alguma eficácia contra a progressão da artrite (8).

Uma forma de comprimido recentemente desenvolvida é utilizada como medicamento para a osteoartrite em vários países europeus. Tornou-se muito popular no Atlântico. Desde 2012, as autoridades sanitárias europeias proibiram as AC contendo S-adenosil-L-metionina (SAM-e) de reclamar para ajudar a manter a saúde ou a mobilidade das articulações. Esta alegação de efeito é agora proibida para as AC contendo S-adenosil-L-metionina (SAM-e). (8)

6.2 Suplementos alimentares para uma digestão difícil:

As CA destinadas a aliviar perturbações digestivas podem conter: enzimas, tais como papaína ou bromelaína; plantas com reputação de acalmar náuseas, tais como açafrão-da-índia, gengibre ou feno-grego; substâncias e plantas supostamente destinadas a estimular a secreção biliar, tais como betaína, alcachofra ou rabanete preto; ingredientes supostamente destinados a proteger o revestimento do estômago, tais como algas marinhas, ou a enriquecer a flora intestinal, tais como probióticos (21)

Papaína:

Extraída da casca da planta da papaia verde, foi proposta a papaína para aliviar os distúrbios digestivos, embora nenhum estudo até à data tenha investigado a sua eficácia na digestão. Em 2012, devido à falta de provas convincentes da sua eficácia, as autoridades sanitárias europeias proibiram a alegação de que a papaína contendo CA de ajudar à digestão dos alimentos (em particular, ajudando à digestão das proteínas). (21)

Bromelaína:

A bromelaína, extraída do caule do ananás, foi utilizada na composição das CA destinadas a aliviar as perturbações digestivas. A sua capacidade para digerir proteínas, observada em laboratório, nunca foi verificada para digestão no estômago. Em 2012, devido à falta de provas convincentes da sua eficácia, as autoridades sanitárias europeias proibiram a alegação de que as CA contendo bromelaína previnem ou aliviam a digestão difícil e o desconforto gastrointestinal, ou melhoram a digestão dos alimentos. (22)

Feno-grego:

Tal como o gengibre, o feno-grego é tradicionalmente utilizado no Médio Oriente para náuseas e distúrbios digestivos sem prova formal da sua eficácia.

6.3 Suplementos alimentares anti-envelhecimento:

A vitamina E é a primeira linha de defesa contra a peroxidação lipídica. Está incorporada em muitas preparações tópicas: a sua eficácia depende da sua penetração, metabolismo, biodisponibilidade, concentração e metabolismo. (23)

A vitamina E reduz as rugas e as linhas finas induzidas pelo fotoenvelhecimento. Um excelente hidratante da pele, aumenta a suavidade e elasticidade da pele e raramente causa irritação da pele ou reacções alérgicas. (24)

6.4 Suplementos alimentares para a musculação :

Aminoácidos de cadeia ramificada (BCAAs) :

Os BCAAs são utilizados pelos entusiastas da musculação pelo seu efeito anabólico muscular, são normalmente utilizados após o exercício para promover a recuperação e o anabolismo, em atletas em recuperação de lesões, para lutar contra o desperdício muscular. (25)

BCAAs, substratos de energia oxidada no músculo, compreendem três aminoácidos essenciais: valina, leucina e isoleucina. São recomendados para desportistas, uma vez que são fontes de energia para os músculos. Além disso, a leucina estimula a síntese proteica nos músculos. (26)

6.5 Suplementos alimentares para a gravidez e menopausa:

Ácido fólico ou vitamina b9 para prevenir a espinha bífida, uma malformação congénita devida a um defeito do tubo neural (L) que ocorre durante o crescimento fetal. Numerosos estudos confirmaram o valor de tomar esta CA antes e durante o primeiro trimestre de gravidez. Contudo, apesar de todo este trabalho, tivemos de lutar para dividir por dez a dose diária recomendada no início", salienta Marie-Christine Boutron-Ruault, do Inserm Centre for Research in Epidemiology and Population Health. (27)

6.6 Suplementos anti-stress e de memória:

O Ginkgo biloba é um ar condicionado utilizado para ajudar a aliviar muitas doenças: sintomas de ansiedade, demência, distúrbios visuais ou síndrome pré-menstrual. O Ginkgo biloba CA contém glucoflavonoi'des e terpeno-lactonas, o que lhe confere o seu poder terapêutico. A fim de evitar possíveis dores de cabeça causadas pela planta, é aconselhável começar com uma dose de 60 mg por dia e depois aumentá-la se tudo correr bem. O tratamento dura pelo menos 2-3 meses e os efeitos demoram a aparecer. (28)

O Ginkgo contém substâncias anti-oxidantes que também se acredita aumentar o diâmetro dos vasos sanguíneos (vasodilatadores) e inibir a agregação de plaquetas sanguíneas (antiplaquetas). Estas propriedades podem ser úteis na prevenção de doenças cardiovasculares. (29)

Ginseng: a raiz de ginseng é utilizada como estimulante com a particularidade de ser adaptogénico, ou seja, ajuda o corpo a lutar contra o stress físico ou psicológico. Ajuda a combater eficazmente o stress e a fadiga e melhora a concentração e as capacidades físicas e mentais. (30)

A Organização Mundial de Saúde declarou, com base em dados clínicos, que o ginseng melhora as capacidades cognitivas de memorização e concentração e é capaz de reduzir significativamente as perturbações cognitivas induzidas pela doença de Alzheimer. (30)

6.7 Suplementos para a perda de peso:

A algas (Fucus vesiculosus, Bladderwrack) é uma CA baseada em algas marinhas que contém altas concentrações de iodo, e pode também conter metais pesados como o arsénico e o cádmio. As suas propriedades em perda de peso são atribuídas às fibras de que é composto e que, por inchaço no estômago na presença de água, reduzem a sensação de fome e actuam como laxante mecânico no intestino (31).

O iodo, por seu lado, aumenta o gasto de energia ao agir sobre a tiróide. (32)

Picolinato de crómio :

Encontrado em muitos suplementos dietéticos. É utilizado pelas suas propriedades termogénicas para promover a perda de peso e melhorar a composição corporal. (9)

A suplementação com crómio é considerada segura em doses até 200 pg por dia durante 6 meses, mas não há informação suficiente sobre a sua segurança a longo prazo (9)

7. efeitos adversos dos suplementos alimentares

Os suplementos podem ter consequências nocivas para a saúde dos consumidores e conduzir a efeitos tóxicos, particularmente como resultado de uma sobredosagem ou sobreconsumo (excedendo a ingestão máxima tolerável). (7)

Os eventos adversos notificados eram principalmente cardiovasculares e menos frequentemente neuropsiquiátricos, hepáticos, nefrológicos, dermatológicos, carcinogénicos (7).

7.1 Efeitos cardiovasculares

Existem várias substâncias químicas com efeitos secundários cardiovasculares, a mais grave das quais é: **Dimetilamilamina (DMAA)**: é uma substância química utilizada para perder peso ou para aumentar o desempenho desportivo. O **OSAV** aconselha fortemente contra o seu consumo, devido aos seus graves efeitos secundários. (33)

Os eventos adversos relatados na literatura incluem enfarte do miocárdio, arritmia e cardiomiopatia. (34)

O aumento da pressão arterial causado pelo DMAA é dose-dependente.

Em geral, também pode causar arritmias, o risco de desenvolvimento de distúrbios do ritmo aumenta quando o(s) estimulante(es) é(são) tomado(s) concomitantemente. (35)

Além disso, o exercício aumenta o efeito termogénico dos estimulantes, o que aumenta o risco da ocorrência de hipertermia induzida pelo exercício (35).

7.2 Falha renal

Vitamina C: Considerada uma **AC** potencialmente nefrotóxica, se consumida em doses elevadas durante um período prolongado de tempo, foi relatado um caso de nefrite tubulointersticial crónica irreversível, associada à presença de grânulos de oxalato no interstício, numa mulher que consumiu comprimidos de vitamina C durante dez anos (25).

Um estudo de observação sueco mostrou que os homens que tomavam suplementos de vitamina C (dose diária estimada 1000mg) corriam um risco acrescido de desenvolver cálculos renais em comparação com os não utilizadores [25].

7.3 Efeitos cancerígenos:

Beta-caroteno: Desde os dois grandes estudos de intervenção CARET98 e

ATBC26 nos anos 90, vários estudos mostraram um risco acrescido de vários cancros associados à ingestão de AC à base de P-caroteno (36).

No relatório WCRF/AICR de 200792 , o nível global de provas da ligação entre o consumo de suplementos de P-caroteno e o risco de cancro do pulmão foi considerado "convincente" e concluiu que havia um aumento do risco de cancro do pulmão associado à utilização de doses elevadas de suplementos de P-caroteno em fumadores; um nível de provas convincente. (36)

Vitamina D: o risco de cancro da mama invasivo aumentou nas mulheres que tomam mais de 600 UI (L) por dia de vitamina D. "Interessada nas associações entre a suplementação de vitamina D, a terapia hormonal da menopausa e o risco de cancro da mama, devido a uma possível interacção entre a vitamina D e as hormonas sexuais", diz Marie-Christine Bout (37).

8. Contra-indicações de suplementos alimentares

As AC têm poucas contra-indicações, para além de alergias a certas plantas e possíveis interacções entre as plantas presentes nos suplementos e os tratamentos básicos (38).

Por exemplo, a vitamina E diminui a absorção de certos medicamentos (especialmente medicamentos cardiovasculares). Os suplementos com doses elevadas de vitamina A estão contra-indicados para pacientes com antecedentes de cancro. O mesmo se aplica aos fitoestrogénicos e aos fitoprogestagénicos no caso de cancro da mama. Mais genericamente, os produtos à base de DHEA, soja, árvore casta, trevo vermelho, inhame selvagem, colosh preto e óleo de linhaça são contra-indicados em casos de cancro ginecológico, da mama e da próstata (38).

9. Interacções medicamentosas

As interacções medicamentosas podem representar perigos reais para os pacientes e as substâncias nos suplementos podem interagir com drogas, incluindo as disponíveis sem receita médica, particularmente em pessoas que recebem tratamento neurológico ou cardiovascular. Por exemplo, o cálcio pode interferir com a acção de alguns medicamentos para o coração, alguns diuréticos e antibióticos da família das ciclinas e quinolonas. Por vezes, os efeitos das CA somam-se aos dos fármacos. Por esta razão, o ginkgo, vitamina E e ácidos gordos ómega 3 não devem ser tomados ao mesmo tempo que, por exemplo, aspirina ou drogas anticoagulantes. (31) (32)

10. Comercialização de suplementos alimentares

A comercialização de AC não requer autorização individual de comercialização com base na avaliação por um organismo especializado: o fabricante é responsável pela conformidade das AC colocadas no mercado com as disposições regulamentares em vigor, tanto em termos de segurança como de informação ao consumidor. (39)

10.1 A embalagem de suplementos alimentares

O produto deve ser embalado em embalagens que preservem a higiene e outras qualidades do ar condicionado. (39)

As embalagens, incluindo os materiais de embalagem, devem consistir apenas em substâncias seguras e adequadas à sua utilização prevista. Quando a Comissão do Codex Alimentarius tiver estabelecido uma norma para qualquer uma das substâncias utilizadas como materiais de embalagem, essa norma será aplicável. (39)

Para além do aviso "manter fora do alcance das crianças" no rótulo do suplemento alimentar, todas as embalagens devem ter uma tampa à prova de crianças. Não há qualquer exigência de dispositivos de segurança para a abertura de suplementos alimentares, mas os fabricantes utilizam frequentemente estes métodos como na indústria farmacêutica. Isto é uma garantia de qualidade. Exemplo de uma substância não autorizada ou proibida incorporada numa AC. (40)

Informação ao consumidor: isto é essencial para a protecção do consumidor. O consumidor deve ter adquirido um produto do qual conhece as características essenciais. (40)

A equidade e a informação ao consumidor é expressa principalmente através da rotulagem da CA e através da publicidade. (40)

10.2 Rotulagem de suplementos alimentares

A rotulagem das AC para vitaminas e minerais deve estar em conformidade com a Norma do Codex para a rotulagem de alimentos pré-embalados (Codex-Stan 1-1985, Rev. 1-1991)

A apresentação de um produto é um dos principais pontos de venda. De facto, a informação de rotulagem contribui para a decisão final do consumidor de comprar um produto.

O rótulo tem três funções principais:

✓ fornecer informações básicas sobre a natureza do produto;

✓ fornecer informações sobre os aspectos sanitários e nutricionais do produto;

✓ servir como instrumento de marketing e promoção. (40)

Como para todos os géneros alimentícios, as AC devem fornecer aos consumidores um conjunto de informações obrigatórias, enumeradas no artigo 9º do Regulamento 1169/2011. Estas informações devem ser fornecidas de modo a serem facilmente acessíveis, ou seja, na embalagem ou num rótulo anexo ao suplemento alimentar. (5)

A Directiva 2002/46 especifica que o nome sob o qual estes produtos são vendidos é "suplemento alimentar" e não deve haver ambiguidade quanto à natureza do produto que o consumidor está a comprar (5).

Também exige que a rotulagem das CA inclua :

O nome das categorias de nutrientes ou substâncias que caracterizam o produto ou uma indicação da natureza desses nutrientes ou substâncias,

A porção diária do produto recomendada para consumo,

Um aviso contra exceder a dose diária indicada,

Uma declaração para evitar que as ACs sejam utilizadas como substitutos de uma dieta variada,

Um aviso de que os produtos devem ser mantidos fora do alcance das crianças pequenas. (5)

É estritamente proibido :

■ reclamar propriedades para a prevenção, tratamento ou cura de doenças humanas,

■ referem-se à taxa ou extensão da perda de peso,

■ consultar as recomendações emitidas por um médico ou profissional de saúde específico,

■ sugerem que uma dieta equilibrada e variada é insuficiente ou que o consumidor está em risco ao não consumir o suplemento alimentar. (5)

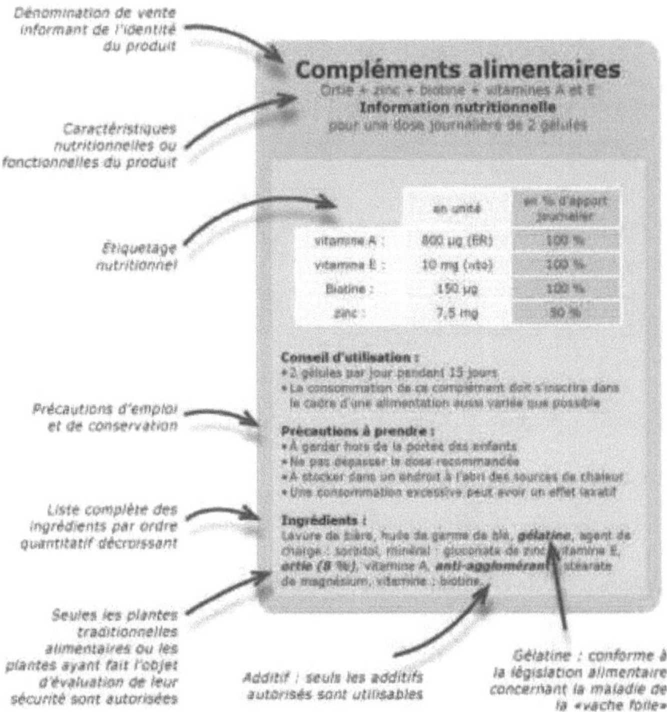

Figura 2: Rotulagem de AC. (41)

10.3 A venda e distribuição de suplementos alimentares:

A farmácia continua a ser o principal canal de venda de suplementos alimentares na Argélia, à frente das vendas directas/ por correspondência/web, lojas especializadas, grandes e médias lojas, e parafarmácias. Estes produtos são vendidos sem receita médica e são amplamente distribuídos em farmácias, supermercados, lojas especializadas em alimentos saudáveis ou na Internet. (42)

10.3.1 Farmácias

O monopólio da venda de medicamentos permite às farmácias manter uma clara vantagem na distribuição de produtos de saúde, particularmente suplementos alimentares. De facto, a sua credibilidade é reforçada pelos conselhos de venda fornecidos pelos farmacêuticos aos clientes. Para além de oferecerem um ambiente médico seguro, dão acesso a conselhos de profissionais de saúde. (43)

10.3.2 Parafarmácias

A venda de AC em parafarmácias tem as vantagens tanto de farmácias como de grandes e médias lojas (**GMS**). No entanto, a cobertura do território por parafarmácias é mais limitada do que a das farmácias (44).

10.3.3 Lojas de produtos alimentares saudáveis e biológicos

Estas lojas especializadas são os "connoisseurs". Representam 10,7% do mercado, com marcas como a Super Diet, Phytoceutic ou Diétaroma. Este canal histórico tem uma oferta e uma clientela específicas mas sofre de uma imagem envelhecida e de uma falta de clareza em termos de disposição das prateleiras. (45) .

10.3.4 Grandes e médias superfícies (GMS)

Este canal, que representa 9% do mercado, oferece uma gama de produtos dominada por três marcas líderes: Juvamine, Floressance e Vitarmonyl (45).

10.3.5 Venda directa

Inclui internet, venda por correio e venda ao domicílio. É o canal mais dinâmico, representando 12% das vendas com uma multidão de pequenas marcas e websites. (45)

É portanto necessário utilizar este método de compra com a máxima vigilância, a fim de evitar ACs duvidosos ou outros produtos "milagrosos". Uma das primeiras salvaguardas para o consumidor diz respeito ao domicílio do site. (43)

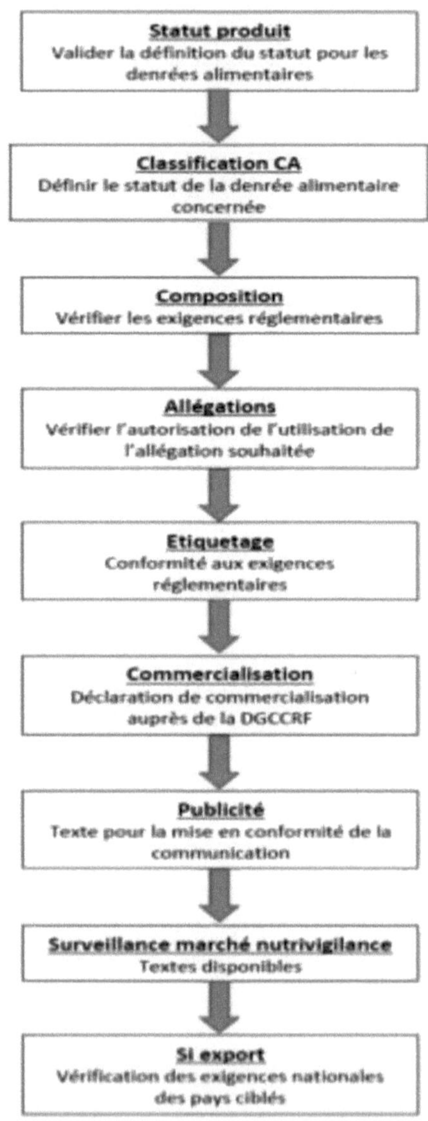

Figura 3: Procedimento geral de colocação de um suplemento alimentar no mercado. (46)

11. A Farmacoeconomia dos Suplementos Alimentares

Uma vez que as CA não são regulamentadas pela FDA da mesma forma que os medicamentos, os fabricantes não são obrigados a testá-las quanto à sua segurança e eficácia (embora a sua segurança deva ser documentada). Como resultado, poucos suplementos têm sido cuidadosamente estudados a estes níveis. Além disso, a necessidade de avaliar suplementos em humanos só recentemente foi reconhecida, pelo que muita da informação disponível não foi recolhida de forma sistemática ou científica e é, portanto, difícil de utilizar. Os fabricantes são agora obrigados a notificar eventos adversos graves à FDA através do sistema MedWatch da FDA. No entanto, alguns suplementos alimentares (por exemplo, óleo de peixe, condroitina, glucosamina, erva de São João) são considerados um suplemento seguro e útil aos medicamentos normais.(47)

A quantidade de dados relativos à segurança e eficácia dos suplementos dietéticos está a aumentar rapidamente à medida que mais e mais estudos clínicos são realizados. (47)

Nem todas as AC terão o mesmo peso na sua carteira. O seu preço varia de acordo com o tipo de produto, mas também de acordo com a sua apresentação. (43)

Uma grande parte do preço de venda de uma AC depende da sua composição. Por exemplo, depende dos diferentes ingredientes utilizados, do grau de inovação, da duração do programa e do local de compra. (43)

12. Aspectos regulamentares e legislativos dos suplementos alimentares De acordo com o Decreto nº 96-307 de 10 de Abril de 1996, publicado no Journal officiel de la République Française a 15 de Abril, um

suplemento alimentar é definido em primeiro lugar como "um produto destinado a ser ingerido como um suplemento à dieta normal, a fim de compensar uma insuficiência real ou suposta na ingestão diária". Esta definição torna, portanto, claramente, as AC uma categoria de alimentos com valor nutricional e insere-se na categoria de alimentos.

Directiva Europeia 2002/46/CE

Desde 2002, a publicação da Directiva 2002/46/CE tem proporcionado às CA um quadro regulamentar próprio que lhes confere um estatuto real e, de facto, um reconhecimento europeu. Este quadro regulamentar visa, em particular, :

- ✓ Respondendo ao número crescente de produtos disponíveis no mercado,

- ✓ Limitar as distorções da concorrência no mercado livre,

- ✓ Respondendo a um desejo de alguns consumidores,

- ✓ Proteger o consumidor e assegurar a livre escolha,

- ✓ Regulamentar a composição destes produtos (48,49)

Em 2006, esta definição foi transposta da Directiva Europeia 2002/46/CE para o direito francês pelo **Decreto 2006-352 publicado no Jornal Oficial da República Francesa a 20 de Março de 2006.** CA é assim definida como: "qualquer substância ou produto processado, parcialmente processado ou não processado cujo objectivo seja complementar a dieta normal e que seja uma fonte concentrada de nutrientes ou outras substâncias com efeito nutricional ou fisiológico, isoladamente ou em combinação, comercializado sob a forma de dose, ou seja, formas de apresentação tais como cápsulas, pastilhas, comprimidos, comprimidos e outras formas semelhantes, bem como saquetas de pó, ampolas de líquido, frascos conta-gotas e outras formas semelhantes de preparações líquidas ou em pó destinadas a ser tomadas em unidades de medida de pequena quantidade.

Nesta definição, é especificada a noção de efeito nutricional e fisiológico. Assim, permanecemos no quadro dos alimentos pelo termo nutricional. Mas este princípio de efeito fisiológico caracteriza esta categoria de suplementos alimentares, que deve ser contrastada com os medicamentos que têm uma acção farmacológica. Com efeito, diz-se que um produto que mantém funções fisiológicas normais através de um efeito nutricional tem um efeito fisiológico, ao contrário de um produto que corrige disfunções fisiológicas, ou seja, patologias, que se diz terem um efeito farmacológico ou terapêutico. Os suplementos alimentares mantêm um estado de equilíbrio ou homeostase, enquanto que os medicamentos o restabelecem (50)

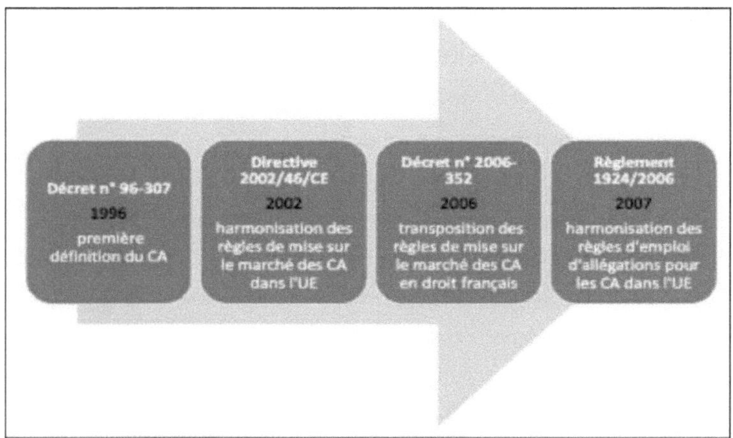

Figura 4: Desenvolvimentos regulamentares em CA. (51)

Regulamentação nacional

■ De acordo com o regulamento argelino do decreto 12-124 relativo aos aditivos alimentares, que fixa o aditivo como qualquer substância que normalmente não é consumida como alimento em si mesma, nem utilizada como ingrediente característico de um alimento; que apresenta ou não um valor nutritivo; cuja adição intencional a um género alimentício para fins tecnológicos ou organolépticos em qualquer fase do fabrico, transformação, preparação, tratamento, embalagem, transporte ou armazenagem desse género afecta as suas características e transforma-se, directa ou indirectamente, num componente desse género alimentício, sendo ele próprio ou os seus derivados fontes concentradas desses nutrientes, isoladamente ou em combinação, comercializados sob a forma de cápsulas, comprimidos, pós ou soluções (52)

Não são ingeridos sob a forma de produtos alimentares habituais, mas são ingeridos em pequenas quantidades e destinam-se a complementar a carência de vitaminas e/ou minerais na dieta habitual. (52)

■ A utilização de um aditivo alimentar deve satisfazer as seguintes condições:

- Preservar a qualidade nutricional dos alimentos; servir como componente necessário em alimentos dietéticos; (52)

- Melhorar a qualidade ou estabilidade da conservação dos alimentos ou das suas propriedades organolépticas, desde que a natureza ou qualidade não seja alterada de forma a enganar e induzir em erro o consumidor; (52)

- Para servir como adjuvante numa fase que inclua suplementos de vitaminas e minerais: nascidos no processo de libertação para consumo, desde que o aditivo alimentar não seja utilizado para mascarar os efeitos da utilização de uma matéria-prima de má qualidade ou de métodos tecnológicos inadequados; (52)

- Assim, nem os alimentos nem os medicamentos, os suplementos alimentares têm um estatuto distinto e por vezes ambíguo, especialmente porque os chamados alimentos "funcionais" estão a aparecer, que serão diferentes dos outros devido a propriedades ligadas quer à sua composição natural intrínseca, quer a constituintes adicionados ou modificados. (52)

- Os suplementos alimentares não são aditivos alimentares; no entanto, podem conter aditivos, aromatizantes e auxiliares tecnológicos (portadores de aditivos) autorizados para utilização em alimentos (52)

13. Dados epidemiológicos sobre a utilização de suplementos alimentares

13.1 Dados internacionais

■ O consumo de ar condicionado está generalizado nos EUA, Canadá e Austrália em particular, bem como em vários países europeus. As definições de suplementos alimentares e utilizadores de suplementos, assim como os métodos de medição, variam entre estudos e países, pelo que é difícil fornecer números totalmente comparáveis para a prevalência do consumo. Em particular, vários estudos diferenciam os suplementos de vitaminas/minerais de outros tipos de suplementos nas prevalências de consumo que relatam. No entanto, os números seguintes fornecem ordens de grandeza. (18)

■ Nos Estados Unidos, de acordo com o estudo NHANES III realizado de 2007 a 2010 numa amostra representativa de adultos com 20 anos ou mais: 49% dos sujeitos reportaram ter consumido suplementos alimentares durante o mês anterior ao inquérito e quase 32% reportaram tomaram pelo menos um suplemento contendo vitaminas e/ou minerais. No estudo de 2007 da NHIS Alternative and Complementary Medicine, 18% dos sujeitos reportaram ter tomado suplementos à base de ervas ou outros suplementos não-vitamínicos/minerais nos 12 meses que antecederam o estudo. Num estudo de dois coortes, o Estudo de Saúde de Enfermeiras e o Estudo de Acompanhamento dos Profissionais de Saúde, a prevalência do uso de suplementos na altura da entrevista aumentou 17% nas mulheres e 25% nos homens entre 1986 e 2006. Esta prevalência atingiu 88,3% das mulheres e 80,7% dos homens (18).

■ No Canadá, de acordo com o representante do Estudo de Saúde da Comunidade Canadiana realizado em 2004 com 34.381 indivíduos (publicado em 2010), 34% dos homens e 47% das mulheres declararam ter tomado pelo menos um suplemento vitamínico/mineral no mês anterior ao inquérito, com a maior prevalência de utilização de suplementos (60%) observada para as mulheres com 71 anos ou mais. No estudo do Projecto Amanhã 2000, numa amostra de 12.506 adultos com idades entre os 35-79 anos, 68% dos indivíduos reportaram ter tomado pelo menos um suplemento pelo menos uma vez por semana no ano anterior ao estudo. (18)

13.2 Dados nacionais

A Argélia possui as matérias-primas necessárias, nomeadamente plantas aromáticas e medicinais, mas também Omega 3 que podem ser extraídas do peixe, e derivados do leite", e declarou também que "o Ministério do Comércio conduzirá uma investigação aprofundada sobre as ACs que não têm indicações terapêuticas, uma vez que estas são abrangidas pelas prerrogativas do Ministério da Saúde, População e Reforma Hospitalar". (53)

"95% dos suplementos alimentares são importados, particularmente da China e da Índia, e que alguns deles contêm produtos químicos. (54)

Em países de rendimento baixo e médio, muitas mulheres têm dietas subótimas e carências de micronutrientes essenciais para uma boa saúde. Isto é particularmente preocupante durante a gravidez, quando as necessidades energéticas e nutricionais são maiores tanto para a mãe como para o bebé em crescimento. O zinco desempenha um papel essencial no crescimento e desenvolvimento normais. Deficiência de zinco poderia ter efeitos adversos na saúde, tais como dar à luz prematuramente ou dar à luz um bebé de tamanho inferior ao normal (55).

14. Farmacovigilância de suplementos alimentares

A monitorização das CA é uma obrigação e visa melhorar a segurança dos consumidores através da identificação dos efeitos adversos associados ao seu consumo. Por conseguinte, é importante :

■ Evitar entradas prolongadas, repetidas ou múltiplas durante o ano AC. (56)

■ Respeitar as condições de utilização estabelecidas pelo fabricante, que é responsável pela segurança dos produtos que comercializa (56)

■ Comunicar ao CNPM quaisquer reacções adversas que ocorram após o consumo de um suplemento alimentar. (56)

Os relatórios de efeitos adversos registados por este sistema levaram nomeadamente à emissão de recomendações em relação a bebidas energéticas ou suplementos alimentares à base de levedura vermelha de arroz. Globalmente, desde que o sistema foi criado em 2010, mais de um terço dos relatórios relacionados com suplementos alimentares diziam respeito a emagrecimento, cuidados capilares ou produtos que reduzem o colesterol. De momento, os efeitos mais frequentemente relatados têm sido de natureza hepática, digestiva e alérgica (57).

15. O papel dos meios de comunicação social na utilização de suplementos alimentares

Processo que permite a distribuição, difusão ou comunicação de obras, documentos ou mensagens áudio ou audiovisuais (imprensa, cinema, cartazes, rádio, televisão, videografia, televisão por cabo, telemática, telecomunicação). (58)

Existem **cinco tipos principais de** meios de comunicação social: imprensa, cartazes, televisão e rádio; internet (redes sociais).

Estes cinco meios são meios de **marketing** e **publicidade** amplamente utilizados pelos fabricantes CA. Como a Internet é um meio bastante recente e, sobretudo, muito mais extenso, mais livre e menos controlado, está a tornar-se o meio mais interessante para a transmissão de informação. (9)

15.1 Meios de comunicação impressos :

A imprensa escrita ainda está amplamente representada, mesmo que tenha mudado um pouco com a chegada dos jornais gratuitos (20 minutos e imprensa online). Oferece múltiplas oportunidades de comunicação, quer sob a forma de anúncios incluídos na revista, quer sob a forma de artigos jornalísticos que veiculam a informação fornecida pelo fabricante sobre o produto. Anúncios e artigos sobre ACs dirigem-se a diferentes categorias de pessoas identificadas. São mais frequentemente encontrados na imprensa científica feminina ou popular (59).

Num mundo cada vez mais dominado pela Internet, a população dos países desenvolvidos está cada vez mais a seguir as notícias através de websites, aplicações, blogs ou redes sociais. A importância da imprensa escrita está a diminuir. Historicamente, o principal meio escolhido pelos anunciantes, o sector da imprensa (revistas, imprensa diária nacional e regional, etc.) viu as suas receitas publicitárias diminuir 44% entre 2005 e 2014. (59)

15.2 Cartazes e outdoors:

Cartazes e outdoors podem ser encontrados em todas as cidades: nas estações de metro, nas principais estradas, nas principais ruas pedonais. Podem ser encontrados em quase todos os locais públicos. Estudos geralmente indicam que 70% dos cartazes num campo de visão do condutor são vistos, e destes, dois terços são lidos. Encontram-se também em fachadas de lojas e dentro de farmácias (60).

Em 2018, as receitas publicitárias dos painéis mostraram um crescimento global positivo de

2.3   %, impulsionada por

- publicidade em painéis publicitários digitais, mais 22,3% em comparação com 2017,

- publicidade no transporte, mais 10,2%,

- publicidade exterior até 4,**5**

Publicidade em painéis publicitários em áreas comerciais aumenta em 10,7%. (60)

15.3 Televisão:

Os telespectadores observam-no quase 4 horas por dia. Oferece programas e emissões com profissionais de saúde bem qualificados (médico ou farmacêutico) com um fundo de informação atraído para influenciar os telespectadores.

Dependendo da faixa etária ou categoria socioprofissional, intercalada com anúncios seleccionados de acordo com o tipo de telespectador. Cada vez mais anúncios de suplementos alimentares estão a ser difundidos, e até têm direito a uma musa (60).

15.4 Rádio:

Os ouvintes são atraídos e influenciados por programas baseados na presença de pessoal de saúde, celebridades como os jogadores, actores e cantores também tocam na pista dos anfitriões para atrair ouvintes. (60)

15.5 Internet:

À medida que a informação circula livremente, a Internet tornou-se um lugar de intercâmbio muito importante e indispensável, especialmente graças às redes sociais. As pessoas sem formação podem tornar-se uma referência num campo aos olhos do público. São chamadas influenciadoras. Podem transmitir a sua informação através de um blog ou de redes sociais como Instagram, Facebook, Snap-chat. Algumas empresas tiram partido da sua fama e influência para tentarem fazer publicidade enviando-lhes produtos ou tornando-se patrocinadores (60).

Capítulo 2
Trabalho pessoal
(Inquérito etnobotânico)

1- Materiais e métodos

1.1 Realização do inquérito

Foi realizado um inquérito transversal descritivo etnobotânico entre a população da comuna de Annaba durante o período de 21/02/2022 e 10/03/2022, através de um questionário auto-administrado pré-estabelecido e validado (Anexo 01), constituído por 25 perguntas: aberto, semi-aberto e fechado.

A literatura mostra que o questionário auto-administrado tem muitas vantagens operacionais.

Grande liberdade de resposta (garantia de anonimato possível, escolha do tempo de resposta), possibilidade de trabalhar em material concreto (visual, olfactivo), levantamento efectuado num local específico, Os seus custos de utilização são baixos.

Nota:

Foi realizado um inquérito rigoroso a dezenas de pessoas para eliminar ambiguidades nas perguntas.

1.2 Critérios de inclusão

O povo :

- 20 anos ou mais.

- Viver em Annaba.

1.3 Critérios de exclusão

O povo :

- Menos de 20 anos de idade.

- Viver fora de Annaba.

- Tendo respondido de forma ambígua

1.4 Amostragem

Nos levantamentos etnobotânicos do consumo de CA, os métodos de amostragem probabilística mais comummente utilizados são simples aleatórios ou estratificados em cluster.

A amostragem aleatória simples é um procedimento pelo qual uma amostra de tamanho n de uma variável aleatória X, com uma dada distribuição, é seleccionada a partir de uma população finita de N unidades, de modo a que cada amostra possível tenha a mesma probabilidade de ser seleccionada e todas as unidades da população tenham a mesma probabilidade de ser incluídas na amostra.

A amostragem aleatória simples é mais representativa desde que os elementos da população sejam homogéneos, caso contrário a população em estudo pode ser dividida em grupos ou estratos de elementos que sejam mais homogéneos.

A amostragem aleatória estratificada envolve a divisão dos elementos da população em estudo em grupos chamados estratos, com base em certas características de interesse na população em estudo.

Amostras aleatórias são então seleccionadas de cada estrato em proporção ao tamanho do estrato.

No caso do nosso inquérito etnobotânico sobre a influência dos meios de comunicação sobre o consumo de CA, não nos podemos basear na incidência mas sim na prevalência,

Valor epidemiológico recolhido do departamento de epidemiologia do CHU IBN SINA validado pelo Dr. OTMANE Aicha.

Escolhemos a amostragem aleatória simples.

Fórmula de amostragem: *O tamanho da amostra é calculado de acordo com a fórmula :

$$n = \frac{4 \times p \times q}{i^2}$$

- ✓ n: Tamanho da amostra.
- ✓ p: prevalência de dados de consumo de AC do autor JAMAL; FATIMA

ZAHRA; RABAT 2016. P=0,46%

- ✓ q: a percentagem de sujeitos que não consomem (1-P)
- ✓ i: precisão, nós escolhemos. i = 7%.

P=0,46% q=1-P=0,54 i=7% portanto: n=202

O nosso tamanho de amostra = 202 pessoas

1.5 Processamento de dados

Os dados recolhidos a partir de um questionário auto-administrado foram depois processados e introduzidos no Excel 2011. Os dados foram analisados utilizando métodos estatísticos descritivos simples.

2- Resultados e discussão

2.1. Resultados

2.1.1. Distribuição dos inquiridos por idade :

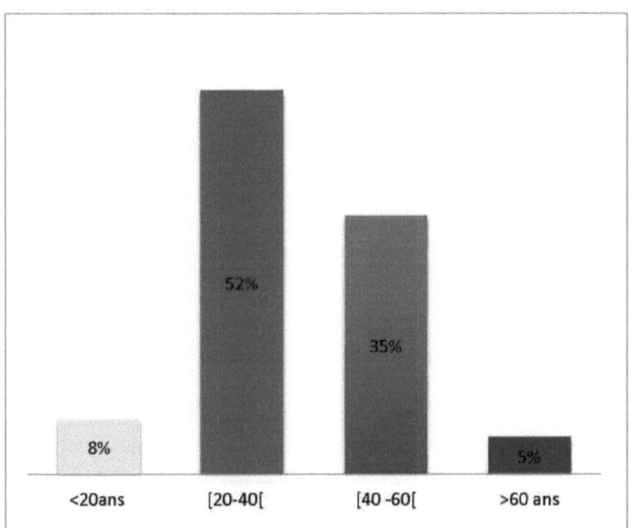

Figura 5: Distribuição dos inquiridos por idade

Neste inquérito, notámos a predominância de participantes com idades compreendidas entre [20-40], com uma percentagem de (52%).

2.1.2. Distribuição dos inquiridos por sexo :

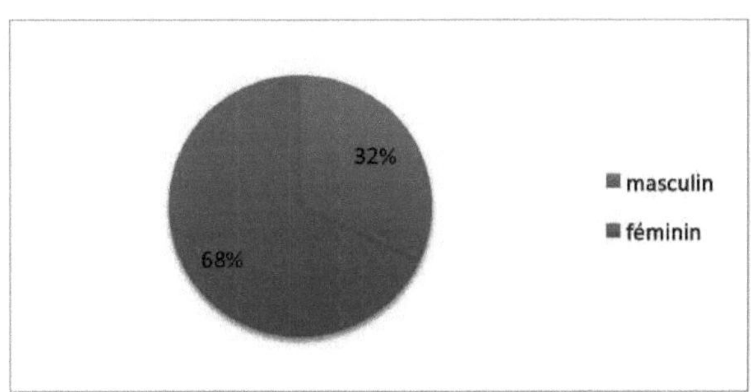

Figura 6: Distribuição dos inquiridos por sexo

As mulheres representam a maioria dos inquiridos com uma percentagem de 68% com uma relação de sexo de dois.

2.1.3. Distribuição dos inquiridos por nível de educação :

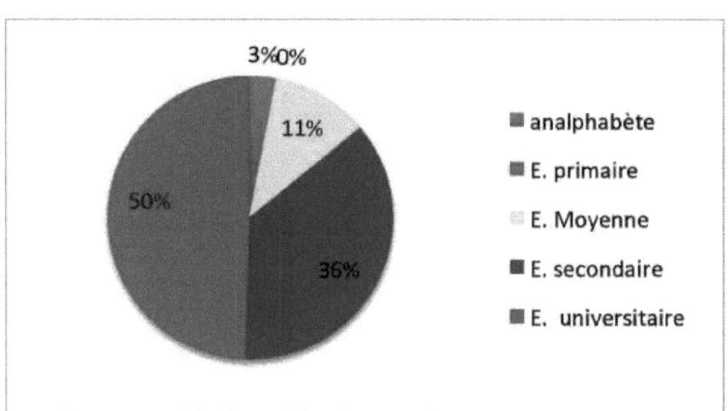

Figura 7: Distribuição dos inquiridos por nível de educação

De acordo com a figura (7), a maioria dos inquiridos são licenciados (50%). As pessoas analfabetas com um nível médio de educação tiveram uma baixa participação no inquérito.

2.1.3. Distribuição dos inquiridos por nível socioeconómico :

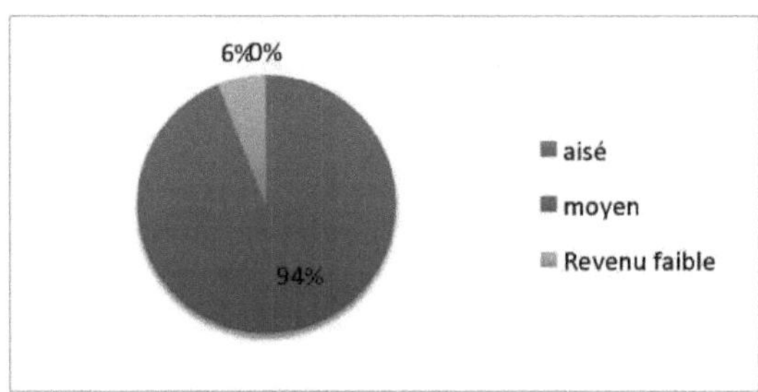

Figura 8: Distribuição dos inquiridos por nível socioeconómico

(94%) dos inquiridos têm um rendimento médio e apenas (6%) têm um rendimento baixo.

2.1.5. Distribuição dos inquiridos por doenças crónicas :

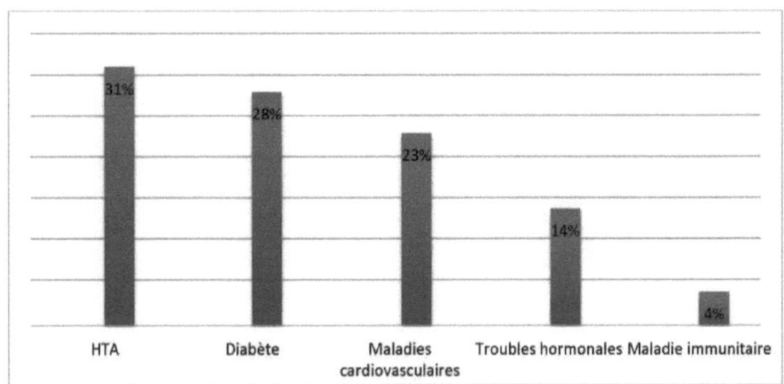

Figura 9: Distribuição dos respondentes por doenças crónicas

(11%) Respondentes com doenças de risco: HTA é o líder (31%), diabetes (28%), doenças hormonais em (14%), doenças imunitárias em (4%).

2.1.6. Distribuição dos inquiridos de acordo com os meios de comunicação mais utilizados na vida

diariamente :

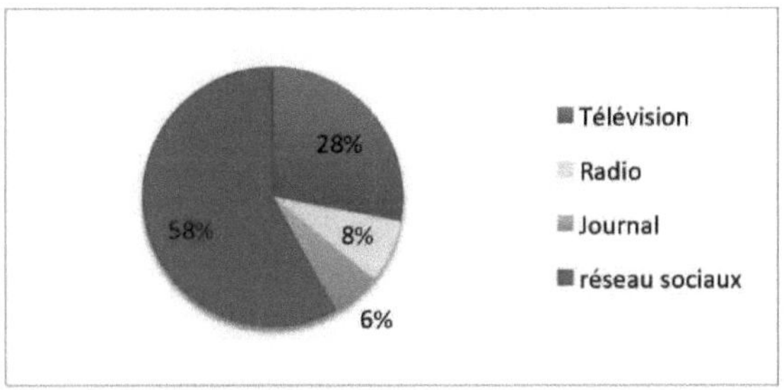

Figura 10: Distribuição dos inquiridos de acordo com os meios mais utilizados na vida quotidiana

De acordo com os resultados, descobrimos que a maioria dos inquiridos prefere utilizar as redes sociais (58%), enquanto (28%) utiliza a televisão, enquanto (8%) ouve a rádio.

2.1.7. Distribuição dos respondentes segundo o conhecimento de que um suplemento alimentar não é um medicamento:

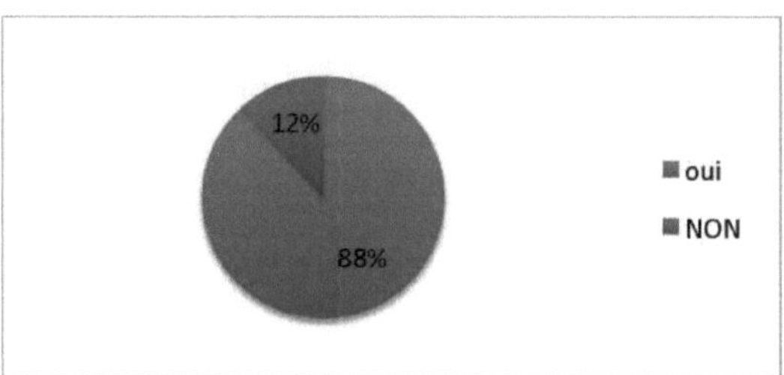

Figura 11: Distribuição dos inquiridos segundo o conhecimento de que uma AC não é um medicamento

De acordo com a figura (11), a maioria dos inquiridos (88%) sabe que o suplemento alimentar não é um medicamento.

2.1.8. Distribuição dos inquiridos de acordo com o consumo de AC:

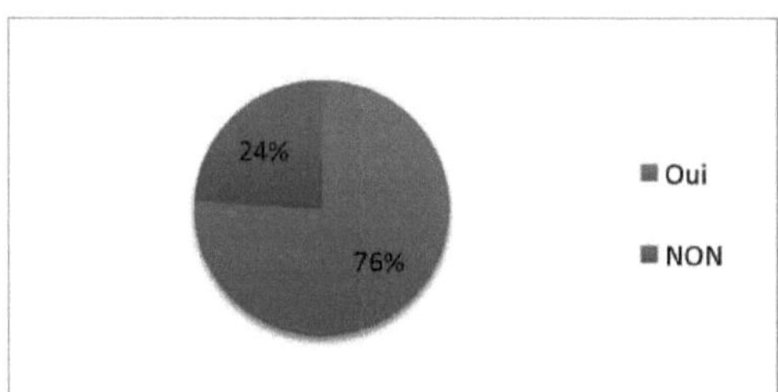

Figura 12: Distribuição dos inquiridos de acordo com o consumo de AC

(76%) dos inquiridos tomaram um suplemento alimentar.

Três vezes mais mulheres (74%) do que os homens tomam suplementos alimentares.

A maioria dos inquiridos que não utilizam CA devido ao seu preço elevado (33%) têm um baixo nível de satisfação, enquanto outros (4%) estão satisfeitos devido ao longo período de utilização.

2.1.9. Distribuição dos respondentes de acordo com a componente procurada no suplemento

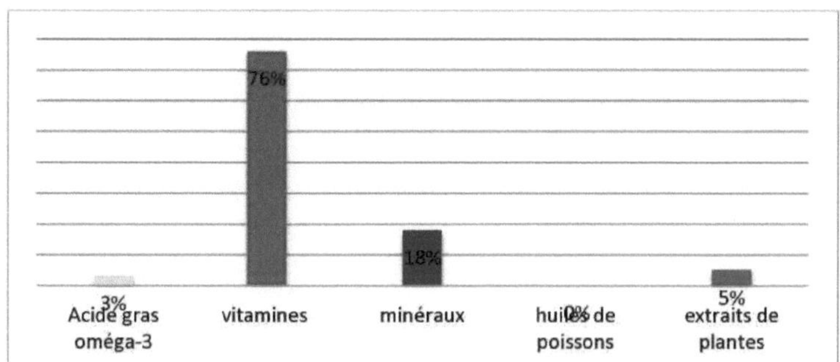

Figura 13: Distribuição dos respondentes de acordo com a componente procurada no suplemento

As vitaminas são as mais procuradas por (76%) dos inquiridos, entre as vitaminas mencionadas: vitamina C, vitamina B12, vitamina D3, vitamina B9.

2.1.10. Distribuição dos inquiridos de acordo com o interesse em consumir suplementos alimentares :

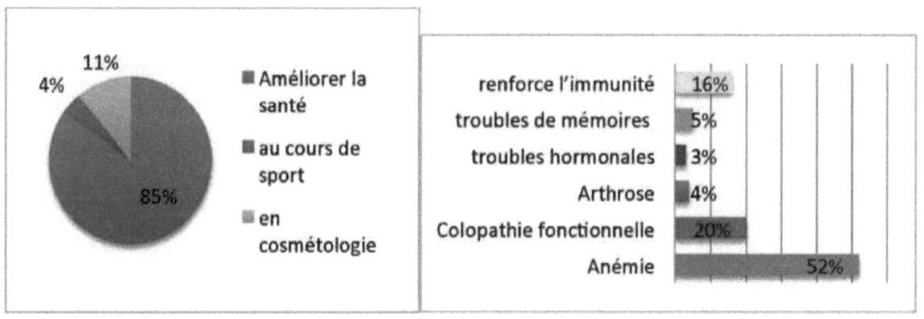

Figura 14: Distribuição dos inquiridos de acordo com o interesse em consumir suplementos alimentares

Os resultados indicam que a maioria dos inquiridos (85%) utilizou estes suplementos para melhorar a saúde, com mais de metade dos inquiridos (52%) a consumir CA em caso de anemia.

2.1.11. Distribuição dos inquiridos por modo de utilização:

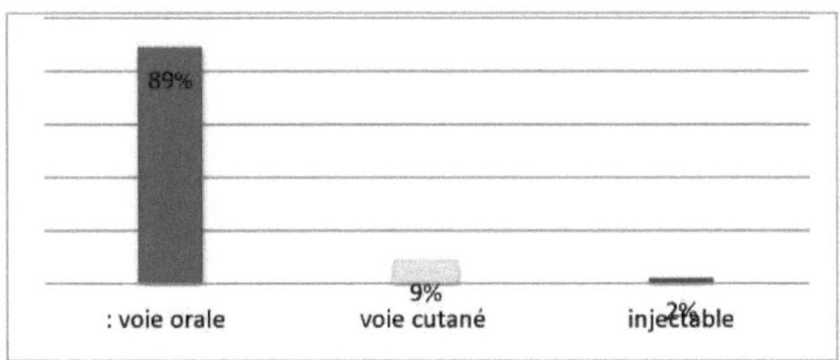

Figura 15: Distribuição dos inquiridos por modo de utilização

Verificámos que a maioria dos inquiridos (89%) utilizava comprimidos orais.

2.1.12. Distribuição dos respondentes de acordo com a dosagem por dia :

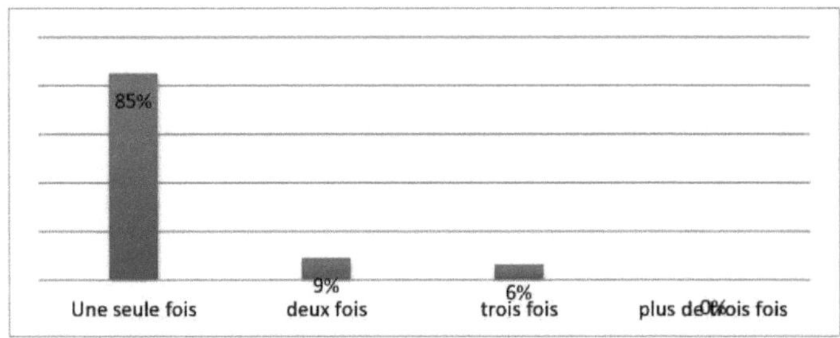

Figura 16: Distribuição dos respondentes de acordo com a dosagem por dia.

2.1.13. Distribuição dos inquiridos por duração do tratamento:

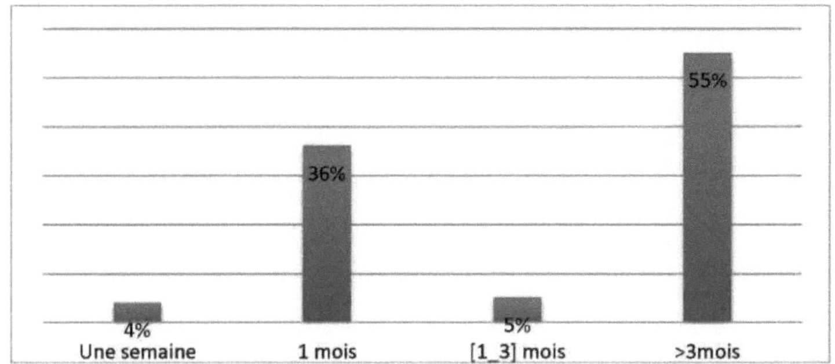

Figura 17: Distribuição dos inquiridos por duração do tratamento

Os resultados indicam que a maioria dos inquiridos utilizou CA uma vez por dia (85%) (Figura 16) durante mais de 3 meses (Figura 17).

2.1.14. Distribuição dos inquiridos de acordo com a associação de complementos :

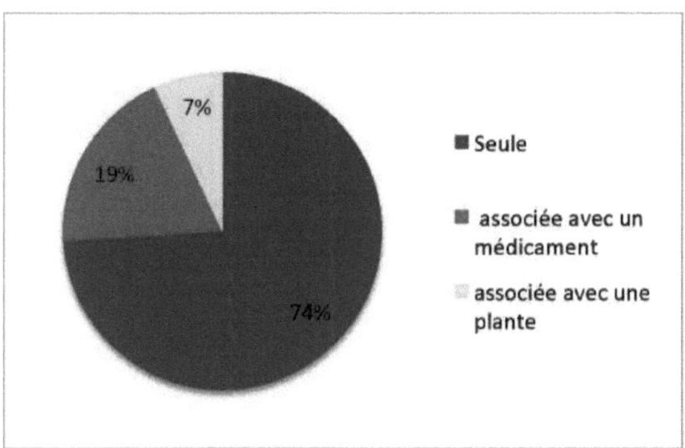

Figura 18: Distribuição dos inquiridos de acordo com a combinação de complementos

Entre os inquiridos, (74%) preferiram utilizar apenas AC (figura18), enquanto (7%) combinaram-na com uma planta ao mesmo tempo para ter mais eficiência, segundo eles (19%) combinaram AC com um medicamento (figura18).

2.1.15. Distribuição dos inquiridos de acordo com o preço de compra dos suplementos consumidos :

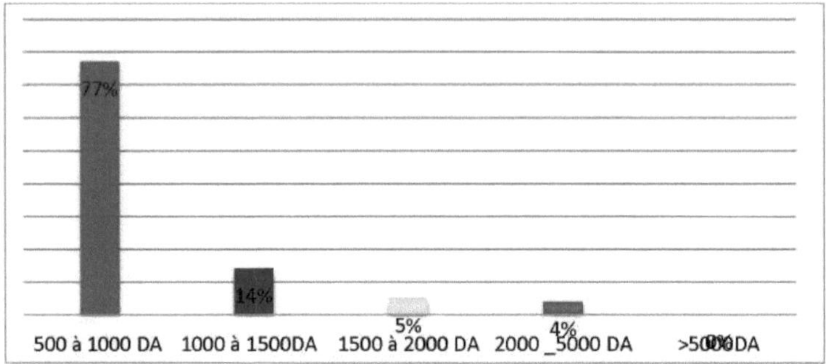

Figura 19: Distribuição dos inquiridos por preço de compra de suplementos

A maioria dos inquiridos (77%) compra AC por um preço de 500DA a 1000DA em farmácias.

2.1.16. Distribuição dos inquiridos por eficácia :

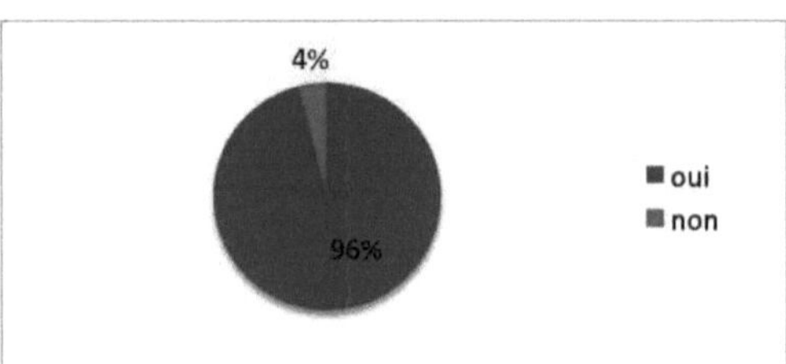

Figura 20: Distribuição dos inquiridos por eficácia

(96%) dos inquiridos consideraram que os suplementos alimentares costumavam ser eficazes.

2.1.17. Distribuição dos inquiridos por fonte de aconselhamento:

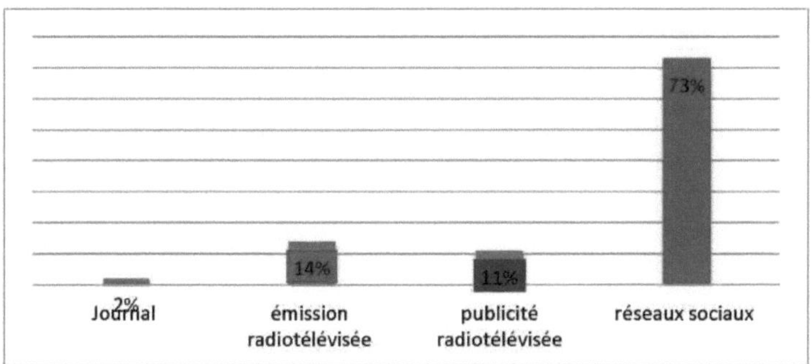

Figura 21: Distribuição dos inquiridos por fonte de aconselhamento

Os inquiridos começaram a utilizar a CA seguindo conselhos, (73%) das redes sociais, (14%) da emissão de rádio e televisão, (11%) da publicidade na rádio e televisão.

2.1.18. Distribuição dos inquiridos de acordo com o facto de pensarem que os meios de comunicação social poderiam tornar-se o principal meio de aquisição destes produtos:

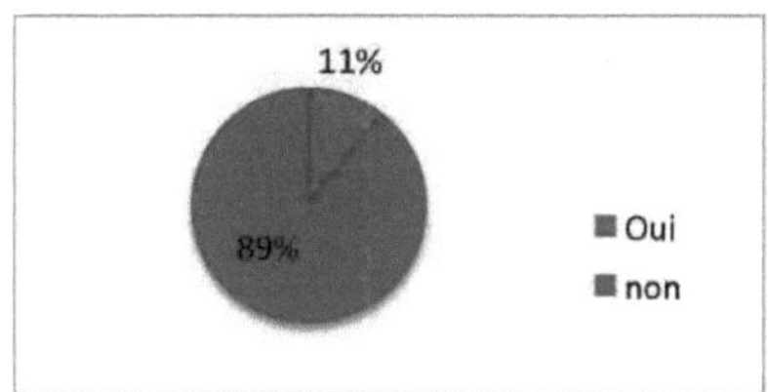

Figura 22: Distribuição dos inquiridos consoante pensam que os meios de comunicação social se tornarão o principal meio de aquisição destes produtos

(89%) dos inquiridos acreditam que os meios de comunicação social poderiam tornar-se o principal meio de aquisição destes produtos.

2.1.19. Distribuição dos inquiridos de acordo com o tipo de meios de comunicação mais influentes utilizados:

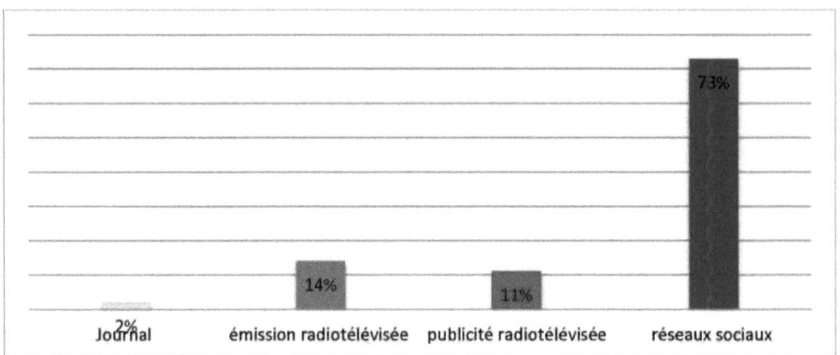

Figura 23: Distribuição dos inquiridos de acordo com o tipo de meio mais influente utilizado

A maioria dos inquiridos é influenciada pelas redes sociais, em primeiro lugar (73%).

2.1.20. Distribuição dos inquiridos de acordo com a atractividade dos anúncios

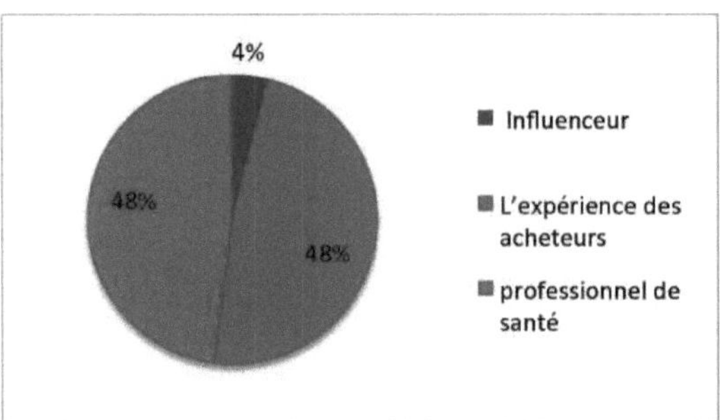

Figura 24: Distribuição dos inquiridos por atractividade dos anúncios

Os inquiridos relatam que a experiência do comprador é a principal atracção (48%).

2.1.21. Distribuição dos inquiridos de acordo com a eficácia da divulgação de informações correctas sobre as CA através dos meios de comunicação social :

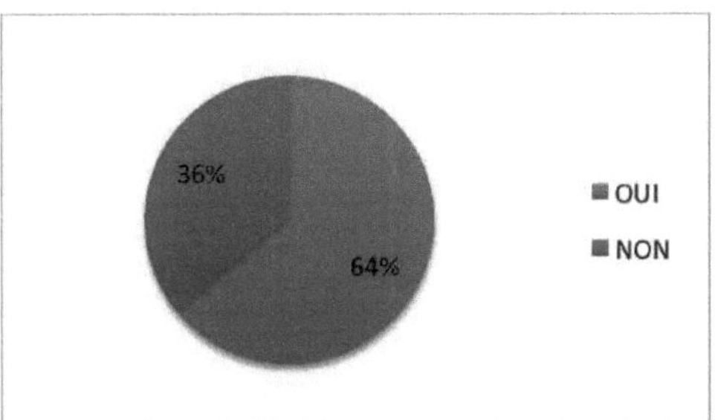

Figura 25: Distribuição dos inquiridos de acordo com a eficácia da divulgação de informação correcta sobre as CA através dos meios de comunicação

A maioria dos inquiridos (>60%) confirma que existe conformidade entre a divulgação da informação e a realidade.

2.2 Discussão

Através dos resultados obtidos, deduzimos as seguintes conclusões:

Isto é consistente com os estudos de (Werzecka, M., 2020; Brocatus et al. 2016; Catherine et al. 2005; Martin, A., 2001), que indicam que as ACs são muito mais usadas entre as mulheres; bem como os académicos que usam mais ACs. Algumas delas têm doenças crónicas; a hipertensão e a diabetes são as principais.

88% dos inquiridos sabem que a CA não é um medicamento e não cura doenças e alivia alguns efeitos secundários se as deficiências forem devidas a uma nutrição insuficiente, que se baseia em informações de fontes científicas e parte dos inquiridos são informados pelos profissionais de saúde, o Médico e o Farmacêutico.

No entanto, os consumidores colocaram a farmácia como primeiro local para comprar suplementos alimentares, embora existam também supermercados, lojas de alimentos saudáveis e parafarmácias, sem esquecer as compras pela Internet. Pelo que vimos, eles confiam mais nas farmácias do que em qualquer outra coisa, e isto deve-se provavelmente ao facto de a farmácia ser o único circuito de abastecimento totalmente controlado, desde o fabricante até ao distribuidor, e se tiver quaisquer dúvidas sobre um produto, deve pedir conselhos ao seu farmacêutico antes de o tomar. Isto é consistente com estudos de (Valette, J., 2015) (Touvier, M., 2006).

Apesar desta revolução científica relativa às AC e ao seu consumo, 24% dos inquiridos são não consumidores, especialmente homens; têm uma visão bastante química dos suplementos alimentares, pois dizem não ver nem conhecer a utilidade dos suplementos alimentares, consideram que não precisam deles ou não confiam neles. Também esperam o apoio das autoridades, em particular o reembolso de suplementos alimentares devido ao seu elevado preço.

A maioria dos inquiridos são consumidores (76%). Estão atentos aos conselhos dos profissionais de saúde, e alguns deles fazem a sua escolha seguindo os conselhos do farmacêutico e do médico. Estas pessoas estão conscientes das questões de alimentação e saúde e demonstram um desejo de prevenção, quer seja com o objectivo de bem-estar, saúde ou beleza. Estes resultados estão de acordo com o estudo publicado por (Goscianski, C., 2013) e o de (Pilorinetal. 2012). Tomamos um exemplo da mulher grávida Assim que se prevê uma gravidez, recomenda-se a toma de suplemento com vitamina B9.

Na sua maioria, são as **vitaminas e minerais** que estão no topo da lista. Sozinhas, associadas a uma planta ao mesmo tempo, ou a um medicamento para ser mais eficaz

Os principais objectivos de tomar ACs citados pelos nossos inquiridos são aliviar os seguintes sintomas:

Para tratar anemia (deficiência de ferro): vitamina B12, vitamina B9

Para aliviar um ataque de colopatia funcional: lactofibra ®, colon pure®, colon relax®.

Para o tratamento da osteoartrite: óleo de soja e de abacate; silicon®; glucosamina®.

Para memória e concentração: magnésio®, gelphore®, juvamine®.

Para reforçar o sistema imunitário: vitamina C, zinco, vitamina D.

Foi demonstrado que a ingestão de cálcio numa CA promove a saúde óssea, e que tomar vitamina D e cálcio num suplemento alimentar ajuda o corpo a absorver o cálcio, num curso de três. Além disso, o organismo corre o risco de se habituar à suplementação para reforçar esta formação. Afirma-se que todos os dias, quando comemos, trazemos ao nosso organismo o que ele precisa para funcionar normalmente, mas uma parte dos consumidores não respeita a cura que quebra a recorrência da deficiência que defendem pelo preço elevado e a cura prolongada, apesar da presença e da manifestação da eficácia imediata durante o respeito da cura.

O nosso inquérito também mostra que a forma de CA mais utilizada pelos consumidores são os comprimidos e isto para facilidade de utilização, para uma dosagem que a maioria dos inquiridos utiliza 1 tempo / dias mais de três meses para evitar a recorrência da deficiência.

Estes resultados são consistentes com os de (Van Butsele, M., 2019) e também (Aliat, Z., 2017) descobriram que os consumidores da AC usam mais comprimidos do que outros.

A população inquirida disse que os meios de comunicação social mais utilizados são as redes sociais como o Facebook Instagram You Tube ... e apesar disso, os inquiridos não se orientam quando compram pelos meios de comunicação social e pelo grande número de anúncios que difundem métodos de atracção, mas são influenciados principalmente pela experiência de outros consumidores e pelo aconselhamento de profissionais de saúde. Após a acreditação dos inquiridos, a correcta divulgação de informação sobre suplementos alimentares através dos meios de comunicação social, muitas vezes sob regulamentação e legislação, para publicidade de ACs pode assemelhar-se fortemente à de produtos terapêuticos ou dispositivos médicos.

Isto também se aplica aos próprios produtos, a forma de dosagem não é um critério diferenciador.

Deve ter-se o maior cuidado em diferenciar os produtos. A palavra "suplemento alimentar" deve ser explicitamente mencionada no anúncio.

Conclusão

O inquérito etnobotânico trouxe à luz :

-Uma grande utilização de ar condicionado pela população da comuna de Annaba 76%.

-Respondentes utilizam AC principalmente para fins de saúde (85%), cosmetologia (11%) e desporto (4%).

Metade dos inquiridos (52%) utilizaram CA para prevenir e combater a anemia e 20% para aliviar os sintomas de colopatia funcional.

-Respondentes são guiados na compra de ACs pela experiência de outros consumidores e pelo aconselhamento do pessoal de saúde.

-Respondentes não são guiados nas suas compras pelos meios de comunicação social e o grande número de anúncios quer na rádio quer na televisão.

62

O ritmo das nossas vidas pode por vezes perturbar o equilíbrio da nossa dieta, e pode ser útil para compensar certas deficiências com uma AC. Aqui ficam alguns conselhos sobre como escolher os seus suplementos alimentares:

- Consultar um profissional de saúde em caso de dúvida

- Tenha cuidado com as compras online

- Pessoas frágeis devem referir-se a um profissional de saúde

- Evitar a sobredosagem e o uso excessivo

- Ler e seguir a rotulagem

- Comprar produtos etiquetados

- Comprar em pontos de venda oficiais

- Evitar produtos "milagrosos".

Resumo :

Um suplemento alimentar fornece nutrientes na forma concentrada, tais como vitaminas e minerais, substâncias nutricionais ou fisiológicas, plantas ou preparações vegetais, cujo papel será o de compensar e/ou suplementar as deficiências na dieta de uma pessoa.

A fim de avaliar o papel ou influência dos meios de comunicação social no consumo de suplementos alimentares, realizámos um inquérito transversal etnobotânico descritivo entre a população da comuna de Annaba.

De acordo com os resultados, notamos que (76%) dos inquiridos consumiram uma CA, e as vitaminas são as mais procuradas, indicam que a maioria dos inquiridos usou para melhorar a saúde (85%), para fins cosmetológicos, e durante o desporto, metade dos inquiridos consumiu CA para prevenir e combater a Anemia.e outros para aliviar sintomas de colopatia funcional.

Actualmente, a publicidade em torno de suplementos alimentares expõe a influência através da utilização de influenciadores (instagramadores, tubérculos You, etc.) parece ser uma das chaves para multiplicar as oportunidades de sensibilização dos futuros consumidores de suplementos alimentares sobre as CA de uma forma directa ou indirecta. No entanto, os inquiridos são guiados na compra de CA pela experiência de outros consumidores e pelo aconselhamento de profissionais de saúde.

Palavras-chave: Suplemento alimentar, consumo, inquérito, profissional de saúde, publicidade.

ملخص:

يوفر المكمل الغذائي العناصر الغذائية في صورة مركزة في هيئة فيتامينات وألماح ومعدنية ، والمواد الغذائية أو الفسيولوجية النباتات التي حضرت والتي يكون دورها وعيها نظام قصف في نظام غذائي للفرد.

من أجل تعزيز دور دراسة مدى تأثير الإعلان عن تناول المكمل الغذائي على تعقلن الاستهلاك ورقاوية وصف في عرقي الذي يتم إجراؤه بين الكثير لدى عينة إجابة.

ولقد أظهرت النتائج أن لاحظ من المشاركين 76٪ من هم يتناولون المكمل الغذائي تفيت فيتامينات هي استهلاكها طلبا ، أشاروا إلى أن معظم المجربين يستخدمون المكمل الغذائي لتحسين الصحة (85٪) ، لأغراض تجميلية وأثناء الرياضة ونصف المجربين يستهلكون المكمل الغذائي للوقاية من المرض ومكافحته وأيضا للتخفيف من أعراض اعتلال القولون الوظيفي.

اليوم ، الإعلان عن المكمل الغذائي يكشف عن تأثير من خلال ست خدمات مؤثر في تخدمي الهيئة (اليوتيوب... إلخ) يبدو أن الجهات الحجم اعفاق فرصل زيادة و عي المستهلكين حول المكمل الغذائي يخطر قد مباشرة أو غير مباشر وقت ما إجراؤه تجوب بين عن نشر المكمل الغذائي غذائية من خلال المستهلك الآخر يوفرون صائعة العاملين في قطاع الصحة .

الكلمات المفتاحية: مكمل غذائي ، إعلان ، متباين العاملين في قطاع الصحة

Referências Bibliográficas

1.   Cynober L. (Bem) factos e erros dos suplementos dietéticos. Bulletin of the National Academy of Medicine.2015; 206:660-666.

2.   Jean H. Eu sou o que como. [em linha].

http://www.Contact.ulaval.ca/article_magazine/je-suis-ce-que-je-mange-242/. Acedido em 28/02/2022.

3.   Olie J. Relatório da Academia Nacional de Farmácia. Les complémentes alimentaires a base des plantes. 2018; 192(8):1681-1682.

4.   Herbinet c. Les compléments alimentaires en phytothérapie. thèse de pharmacie. Université Henri poincare-nancy; 2004, 67p.

5.   Ralance M. Direction générale de la concurrence et de la repression des fraudes. [em linha]. www.economie.gouv.fr . Acesso em 02/03/2022

6.   Crosnier J. Segurança alimentar e desenvolvimento. A cadeia alimentar do solo à mesa. Bulletin de l'académie vétérinaire de France. 1992; 145(1):113-123.

7.   FAO. Comissão do Codex Alimentarius Vinte e oitoª Sessão Roma 2005. [https://www.fao.org/newsroom/detail/new-un-food-outlook-report-world-s-most-vulnerable-are- pay-more-for-less-food/en. Acedido em 02/03/2022.

8.   VIDAL, Medical Intelligence for Care [online]: https://www.vidal.fr/. Acesso em 03/03/2022.

9.   Jellin J. Medicamentos naturais abrangentes. Investigação terapêutica. Tese médica. Faculdade de Medicina; 2006.

10.   Jornal Oficial da União Europeia. Alegações nutricionais e de saúde feitas sobre os alimentos. (2006). 15 -17p.

11.   Genevey L, Shutz C. Legislação sobre suplementos alimentares e estudo das

composições de dois tipos de suplementos alimentares. Universidade de Grenoble. 2009 ; p183.

12. http://www.bourgogne.cci.fr/juribougogne/documents/dossiers/DossierAllégation. Acedido a 04/03/2022.

13. https://www.ericfavre.com. Acesso em 08/03/2022

14. Esseghir L, Cayrol C. suplementos alimentares saudáveis.thèse. université de Paris. 9p. 2010.

15. Cardenas D. The components of dietetary supplements.2017: https://www.doctissimo.fr/html/nutrition/dossiers/complements-alimentaires/10425-complements- dietary-all-knowing.htm. Acesso em 09/03/2022

16. Khalfaoui Y. L'essentiel des compléments alimentaires. Faculdade de Medicina e Farmácia, Marrocos. 31p.

17. DGCCRF [Direction Générale de la Concurrence, de la Consommation et de la Répression des Fraudes]. [On line] : http://www.economie.gouv.fr/files/directions_services/dgccrf/securite/produits_aliment aires/

Complement_alimentaire/colloque14oct2011/expo_Guillaume_Cousyn. Acesso em 03/09/2022

18. Comissão Europeia - Cápsulas. [Online] :

http://www.pharmaetudes.com/ressources/3-annee-pharmacie.galenique/Capsules. Acesso em 03/09/2022

19. Dousse M. Top santé. [Online].https://www.topsante.com. Acesso em 15/03/2022

20. Caro L ; Cayrol C ; Dalem E ; Esseghir S. Dossier santé les compléments alimentaires: Ed. TEC & DOC. paris : 2010, 33p.

21. Mathilde T. Endocrina e riscos metabólicos relacionados com a ingestão durante a gravidez de vitamina D e iodo por suplementos dietéticos. 2017; 44:189.

22. Zernaw A. O perfil dos consumidores de suplementos alimentares.tese. Faculdade de Medicina e Farmácia de Marrocos; 2018.

23. Satah N. Cosmetologia e dermatologia estética: Ed 50-160-C-14. Suíça: Ed 50-160-C-14; 2009,207p.

24. Gasperlin M. Principais abordagens para o fornecimento de vitaminas antioxidantes através da pele para prevenir o envelhecimento cutâneo.2011.

25. Deloy L. Impact d'une supplementation en acides amines ramifies sur la réduction de la fatigue nerveuse.thèse. Faculté de pharmacie de Marseille;2019.24p.

26. Thandri M. Suplementos e produtos dietéticos para atletas e a importância do aconselhamento farmacêutico. Ciências Farmacêuticas. 2017.

27. Marie C. Boutron R. O melhor curso de gravidez. tese. universidade de Versailles Saint- Quentin-en- Yvelines - universidade de paris-sud; 2011

28. Siegel G, Schafer P. Ginkgo biloba e arteriosclerose profilaxia.2007; 157p(13-14).

29. kasia S. Ginkgo biloba. Am Fam Physician. 2003; 68(5):923.

30. Gaté E. Fitoterapia destinada a simular; aconselhar bem em todo.2016; 57p.

31. Witchl M. Herbal drugs and phytopharmaceutical:2nd edition. Alemão 212p.

32. Bjorvell H. Efeitos a longo prazo dos programas de redução de peso disponíveis habitualmente. 1987; Int J Obes; 11:67-71.

33. https://www.blv.admm. ch. Acesso em 19/03/2022

34. Berlin D. Avaliação de risco de 1,3-Dimetilamilamina (DMAA) como ingrediente

activo de produtos comercializados como alimentos. 2009.

35. Hatton K, G. Verde. Drogas que melhoram o desempenho e compreensão dos riscos.2014; 25p(4), 897-913p.

36. Druesne N. Beta-caroteno e risco de cancro: revisão assistemática e meta-análise de ensaios controlados aleatorizados. Int J Cancro. 2010; 127:172-84p.

37. Jane A. Saúde das mulheres. 2013; 915-29p .

38. Valette J. Suplementos alimentares (definição, aspectos regulamentares, caso prático: um medicamento que evolui para um suplemento alimentar). 2015; tese. universidade de limoges faculdade de farmácia. 9p.

39. http://www.economie.gouv.fr/dgccrf/letiquetage-des-complements- food, Acesso em 22/03/2022

40. Pouchieu C. Consumo e factores associados na população em geral e em grupos específicos. tese; Universidade de Paris;2014.

41. http://www.eurekasante.fr. Acesso em 22/03/2022.

42. Eureka Saúde. Saber ler os rótulos dos suplementos alimentares. [Online]. http://www.eurekasante.fr. Acedido em 19/03/2022.

44. Zohra J. The consumption of food supplements in Morocco.thesis.Université mohammed v-Rabat. faculty of medicine and pharmacy; 2016.

45. Preceito X. O mercado dos suplementos alimentares: estratégia de adaptação para ultrapassar a crise e tirar partido das oportunidades; 2009.

46. Jonson L. Marketing desde a inovação do produto até às estratégias de vantagem competitiva. 2017.

47. Shane L. Apresentação de suplementos alimentares.tese. University of Utah

College of Pharmacy manualmsd;2011.

48. http://www.lefigaro.fr/sante/2009/10/31/01004-20091031ARTFIG00345-les-complements- food-places-under-surveillance-.php. Acesso em 19/03/2022

49. http://eurlex.europa.eu/LexUriServ/LexUriServ.do?uri=OJ:L:2002:183:0051:0057 :FR: pdf .Accessed on 19/03/2022

50. Bussereau D. Decreto nº 352 sobre suplementos alimentares. 2006.

51. http://www.afssa.fr/Documents/NUT2007sa0231b.pdf.Consulté em 22/03/2022

52. Ethania J. Journal officiel de la république algérienne.16 mai 2012;(N° 3051Éme.).

53. Benelkadi K. Suplementos alimentares e Covid-19. El waten. 2020.

54. Zoheir Z. Suplementos alimentares algex; 2017 .

55. Carducci B. Melhor saúde. 2021.

56. Helali P. Centre national de pharmacovigilance et de matériovigilance,

[em linha].www.cnpm.com. Acesso em 30/03/2022

57. Marianne B. Suplementos alimentares: ineficazes, mesmo mortais, Que Choisir N°465, Dezembro de 2008.

58. Dicionário Larousse French dictionary. 2019.

59. https://www.csa.fr/Cles-de-l-audiovisuel/Connaitre/Economie-de-l-audiovi-suel/Le-poids- economics-of-advertising-on-television-and-radio O peso económico da publicidade na televisão e na rádio. Acesso em 10/04/2022

60. IREP.Insti-tut de Recherches et d'Etudes Publicitaires. [On-line]:

IREP/   http://www.irep.asso.fr/marche-publicitaire-chiffres-annuels.php.Consulté   em
15/04/2022

Anexo

Anexo 01:(Questionário)

Inquérito etnobotânico sobre o consumo de suplementos alimentares entre a cobertura mediática e a realidade científica (Caso da comuna de Annaba)

Número do ficheiro :

I. Respondente

1. Idade: <20 anos □ [20-40[~ [40 -60[□ >60 years□

2. Sexo: masculino □ feminino □

3. Nível de educação: illiterate□ E. primário □ E. Médio □ Secundário □ Universidade □

4. Nível sócio-económico: abastado □ médio □ baixo rendimento □

5. Doença crónica: Sim □ Não □

Em caso afirmativo; qual(is)? :

Hipertensão arterial □ Diabetes □ AsmaD Doença imunológicaD Alergia □

Doenças cardiovasculares □ Doenças neurológicas □ Doenças hematológicas □

Doenças hormonais □ Outros □: especificar

6. Os meios de comunicação mais utilizados na vida quotidiana:

Televisão □ Rádio □ Rádio □ Jornal □ Rede social □ Outros □: especificar

II. Consumo de suplementos alimentares :

7. Sabe que os suplementos alimentares não são medicamentos? sim □ não □

8. Utiliza suplementos alimentares? Sim □ Não □

Em caso negativo: quais são as razões que impedem o consumo de suplementos alimentares?

Preço elevado □ Medo de dependência □ Níveis de satisfação □ A sua forma □

Duração de utilização muito longa □ Outros □: especificar

9. Que componente do suplemento está à procura?

Ácidos gordos omega-3 □ vitaminas □ minerais □ óleos de peixe □ extractos de plantas □ outros □ especificar

10. interesse em consumir suplementos alimentares :

Melhorar a saúde □ no desporto □ em cosmetologia □ em outros □: especificar

Se para a melhoria da saúde :

Anemia □ Colonopatia funcional □ Osteoartrite □ Perturbações hormonais □

Perturbações da memória □ Reforça a imunidade □ Outros □: especificar

11 A forma de dosagem do suplemento alimentar que está a consumir :

Tablet □ Cápsula □ Xarope □ Ampola □ Gota □ Pomada □ Outros □: especificar

12. Modo de utilização: oral □ dermal □ dermal □ otherD: especificar

13. Dosagem por dia: Uma vez □ Duas vezes □ Três vezes □ Mais de três vezes □

14. Duração do tratamento: Uma semana □ 1 mês □ [1_3] meses □ >3 meses □

15. Utilização: Apenas □ associado □

Se associado com :

Uma planta: sim □ não □ se sim, especificar □

Um medicamento: sim □ não □ se sim especificar □

16. Local de compra :

FarmáciaParafarmácia □ grande site de Internet □ outro □: especificar

17. Preço de compra de suplementos a consumir:

500 a 1000 DA □ 1000 a 1500DA □ 1500 a 2000 DAD 2000 _5000 DA □

>5000DA □

18. Eficácia dos suplementos alimentares: sim □ não □

19. Efeitos adversos: sim □ não □

Se sim, qual(is): vómitos □ dores de cabeça □ tonturas □ diarreia □

Obstipação □

Alergia à pele □ Outros □: especificar

20. Quem o aconselhou a utilizar estes suplementos alimentares?

Doutor □ Farmacêutico □ Artigo científico □ Meios de comunicação □ Outro consumidor

□ outro □: especificar

III. Os meios de comunicação e o elogio alimentar :

21. Pensa que os meios de comunicação social podem tornar-se o seu principal meio de aquisição destes produtos? Sim □ Não □

22. Tipo de meios de comunicação mais influentes utilizados: Jornais □ Emissão □ Anúncio de radiodifusão □ Redes sociais □ Outros □: especificar

Se a resposta for publicidade radiodifundida :

Conformidade entre a publicidade e a realidade científica do suplemento alimentar: Sim □ Não □

23. O grande número de anúncios interfere com a opinião do consumidor? Sim □ Não □

24. O que chama a sua atenção quando vê anúncios?

Influenciador □ Experiência do comprador □ Profissional de saúde □ Outros □: especificar

25. Eficácia da divulgação de informação correcta sobre suplementos alimentares utilizando os meios de comunicação social: Sim □ Não □

استبيان حول استهلاك المكملات الغذائية بين التغطية الإعلامية والواقع العلمي (في بلدية عنابة)

رقم الوثيقة: . .

أولا المستجوب.

1. العمر: 20> سنة ☐   [20 40] ☐   ]40 60 ☐   60 <سنة ☐

2. الجنس: ذكر ☐   أنثى ☐

3. المستوى التعليمي: أمي☐   إبتدائي ☐   متوسط☐   ثانوي☐   جامعي☐

4. المستوى الاجتماعي والاقتصادي: غني☐   متوسط☐   الدخل المنخفض☐

5. المرض المزمن: نعم ☐   لا ☐

إذا كانت الاجابة نعم ؛ اي واحدة)؟ : ارتفاع ضغط الدم☐   السكري☐   الربو☐ أمراض المناعة ☐ أمراض القلب والأوعية الدموية☐   الحساسية ☐ الاضطرابات العصبية☐ أمراض الدم أخرى: ☐حددها

6.وسائل الاعلام الاكثر استخداما في حياتك اليومية :

التلفاز ☐ الراديو☐الجريدة☐ الشبكات الاجتماعية ☐ اخرى.☐ حددها

ثانيا استهلاك المكملات الغذائية

7.هل تعلم ان المكمل الغذائي ليس دواء ؟نعم ☐   لا ☐

8. هل تتناول مكملات غذائية؟ نعم ☐   لا ☐

إن لم يكن: ما هي الأسباب التي تمنع تناول المكملات الغذائية؟

سعر مرتفع ☐ خوف من الإدمان☐ مستويات الرضا☐ شكلها ☐مدة استخدام طويلة جدا☐أخرى☐ حددها

9. ما هو المكون الذي تبحث عنه في الملحق؟

أحماض أوميغا 3 الدهنية ☐فيتامينات ☐معادن ☐زيوت أسماك ☐ مستخلصات نباتية أخرى ☐: حددها

10. غايتك من استهلاك المكملات الغذائية:

تحسين الصحة☐ أثناء الرياضة☐ في التجميل☐ أخرى☐ حددها

إذا كانت الاجابة من أجل تحسين الصحة:

فقر الدم ☐ مرض القولون الوظيفي☐ التهاب المفاصل☐ اضطراب هرموني☐ اضطراب الذاكرة☐ يقوي المناعة☐ أخرى ☐ حددها

11. شكل المكملات الغذائية التي تستهلكها:

قرص☐ كبسولة ☐ شراب ☐ أمبولة ☐ قطرات ☐ مرهم☐ غير ذلك ، يرجى التحديد

12. تعليمات الاستخدام: طريق شفوي ☐ طريق جلدي☐ أخرى ☐ حددها

13. الجرعة في اليوم: مرة☐ مرتين ☐ ثلاث مرات☐ أكثر من ثلاث مرات☐

14. مدة العلاج: أسبوع☐ شهر ☐[1_3] أشهر☐ 3 أشهر☐

15. الاستخدام: لوحدها أو مضافة؟ وحدها☐ مضافة ☐

*إذا كانت مضافة ، مع:

عشبة ☐ حددها   دواء ☐   حدده

16. مكان الشراء:

صيدلية ☐ سوبر ماركت ☐موقع الكتروني☐ أخرى: حددها

17. سعر المكمل الغذائي: 500 إلى 1000 دج☐ من 1000 إلى 1500 دج ☐1500 إلى 2000 دينار☐ 2000 _ 5000دج☐ دينار> 5000 دج☐

18. فاعلية المكملات الغذائية: نعم☐ لا☐

19. التأثيرات الضائرة: نعم☐ لا☐

إذا كانت الإجابة بنعم ، فأي واحدة: القيء ☐ الصداع ☐ الدوخة ☐ الإسهال ☐الإمساك☐ حساسية الجلد ☐أخرى ☐: حدد

20. من نصحك باستخدام هذه المكملات الغذائية؟ دكتور☐ صيدلي ☐ مقال علمي☐ وسائل الاعلام☐ مستهلك آخر☐ أخرى☐: حددها

ثالثاً وسائل الإعلام والمكمل الغذائي :

21. هل تعتقد أن وسائل الإعلام يمكن أن تصبح وسيلتك الرئيسية لشراء هذه المنتجات؟ نعم ☐   لا ☐

22. الوسائل الاعلام الاكثر تاثيرا الصحف البرامج الاذاعية والتلفيزيونية☐   الاعلانات الاذاعية و التلفيزيونية☐
الشبكات الاجتماعية ☐ وسائل اخرى☐ حددها

إذا كانت الإجابة هي بث إعلان:

التوافق بين الإعلان والواقع العلمي للمكملات الغذائية: نعم ☐ لا ☐

23. . هل كثرة الإعلانات تشوش رأي المستهلك؟ نعم ☐ لا ☐

24. ما الذي يلفت انتباهك عند رؤية الإعلانات؟ السعر☐ تجربة المشترين ☐أخصائي الرعاية الصحية ☐أخرى☐:
حددها

25. الفعالية في نشر المعلومات الصحيحة عن المكملات الغذائية باستخدام الوسائط: نعم☐   لا ☐

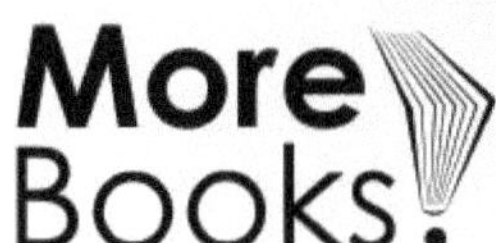

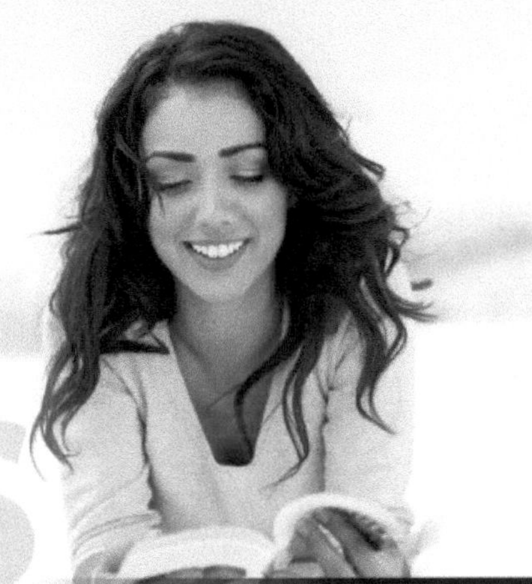

yes
I want morebooks!

Buy your books fast and straightforward online - at one of world's fastest growing online book stores! Environmentally sound due to Print-on-Demand technologies.

Buy your books online at
www.morebooks.shop

Compre os seus livros mais rápido e diretamente na internet, em uma das livrarias on-line com o maior crescimento no mundo! Produção que protege o meio ambiente através das tecnologias de impressão sob demanda.

Compre os seus livros on-line em
www.morebooks.shop

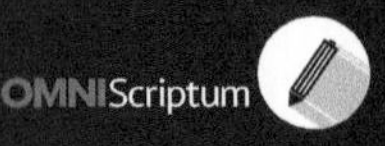

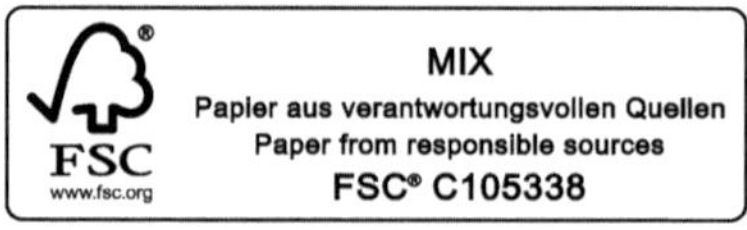

Printed by Books on Demand GmbH, Norderstedt / Germany